U0397434

骨科石膏绷带外固定技术

主　编　丰健民

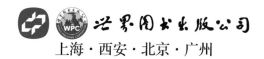

世界图书出版公司

上海·西安·北京·广州

图书在版编目（CIP）数据

骨科石膏绷带外固定技术/丰健民主编.—上海：
上海世界图书出版公司，2019.1（2022.1重印）
ISBN 978-7-5192-5285-4

Ⅰ.①骨… Ⅱ.①丰… Ⅲ.①骨折固定术 Ⅳ.
①R687.3

中国版本图书馆CIP数据核字（2018）第260151号

书　　名	骨科石膏绷带外固定技术	
	Guke Shigao Bengdai Wai Guding Jishu	
主　　编	丰健民	
责任编辑	芮晴舟	
封面设计	崔晨烨	
出版发行	上海世界图书出版公司	
地　　址	上海市广中路88号9-10楼	
邮　　编	200083	
网　　址	http://www.wpcsh.com	
经　　销	新华书店	
印　　刷	杭州锦鸿数码印刷有限公司	
开　　本	787 mm×1092 mm　1/16	
印　　张	10.75	
字　　数	200千字	
版　　次	2019年1月第1版　　2022年1月第2次印刷	
书　　号	ISBN 978-7-5192-5285-4/ R·473	
定　　价	200.00元	

主编简介

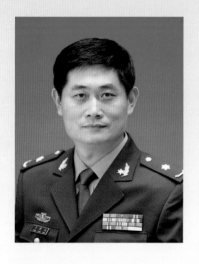

丰健民，上海第二军医大学附属长征医院骨科副主任技师，专业技术6级，上海第二军医大学毕业后分配至长征医院从事骨科外固定技术工作至今30余年。熟练掌握骨科各种牵引和外固定技术，擅长四肢闭合复位，对上颈椎创伤的非手术治疗尤为娴熟。领衔主办五期国家继续教育Ⅰ类项目《骨科石膏技术与外固定》学习班。曾于2000年主编《骨科无衬垫石膏技术》专著，其技术示范操作录像带已成为各大专院校骨科专业的必备教材。在核心期刊发表论文30余篇。曾参加5.12抗震救灾，和战友们一起为数百例地震伤员行石膏外固定术，其中为世界首例野战条件下颈椎手术制作的石膏床，已被中国革命军事博物馆收作馆藏。在救灾前线总结表彰会上，被总后首长亲切地称呼为"丰石膏"。

编者名单

主 编

丰健民

副主编

王 亮

编 者

（以姓氏笔画为序）

丰健民　王 亮　王海滨　卢旭华　张帮可　李成永　郭群峰

助 编

（以姓氏笔画为序）

张 琪　张宏胜　周 骥　蒋家耀

图片摄像

张益铭　彭 亮

谨 将 此 书 献 给

李 成 永 老 师

丰健民

2018 年 12 月 11 日

序　言

———————————— ▬▬▬▬▬ ————————————

　　我之所以支持和鼓励本书的撰写与出版是为了挽救作为非物质文化的传统医学技术遗产。众所周知，屠开元教授是我的恩师，早于1956年我大学毕业后先被分配至解放军医学科学院（当年在上海，后迁至北京），后转至刚刚开院的上海急症外科医院，当时也是解放军医科院创伤外科研究所的附属实习医院。院长是由总后直接任命的屠开元教授（当年是依据苏联的经验，我军也设立了三大直属总后的专科医院，除上海急症外科医院外，尚有位于北京的整形外科医院和心胸外科医院——即阜外医院）。恩师屠开元教授擅长于创伤骨科，在抗日战争及抗美援朝时期均大显身手，除了精湛的理论知识和熟练的外科手术技术外，尤其专长的是无衬垫石膏技术——即将石膏绷带直接敷于伤肢或躯体四周，而达到最佳的固定与维持复位效果之目的，这种外科技术绝非一般医生能掌握。因为直接敷于肢体皮外的石膏绷带如稍微过紧则会形成压迫，轻者出现压迫疮，重者则可能引起坏死而造成肢体残废，或躯体深部受损；而要做到不松不紧、十分服帖地敷在肢体或躯体四周既需要绣花般的手上功夫，更需要在临床工作中千锤百炼的悟性。此种造福于病人的高超技术也就是今天我们所倡导的"大匠"之风。正因如此，在上海医学会成立100周年庆典上受到戴尅戎院士的详细介绍和赞扬。为了病人，也为了学科的发展和继承，我们必须加以传承。尽管在技术上有一定难度，也正是这种难度更会促使我们发挥不懈的努力和拼搏精神，在全盘吸收和掌握的基础上不断加以放大。

　　从1956年我开始在上海急症外科医院工作时，就多次见证屠教授亲自表演此项技术。按照要求，术前需穿黑色西装，完成无衬垫石膏后全身无点滴石膏留在身上，表明操作全程干净利落、精准到位。当然，今天在大量病人急需处理的情况下也不一定如此，但其严格要求的精髓我们必须牢记。

　　当年配合屠教授操作的是邓雪三技师，他比我年长十余岁。在1958年全国支援内地建设的高潮中去了广西,这时他的两个弟子李成永和贾志勤已经出师,这两位弟子今年大概也八十高龄了。本书作者丰健民副主任技师则是他们两位亲自带领下从事无衬垫石膏三十余年的传人,而且青出于蓝而胜于蓝,因为经历过正规系统的医学教育的丰技师对此项技术的传承和发展更为有利,以致许多需要手术处理的青少年及幼儿病例均通过他的手技和无衬垫石膏技术而免遭血光之灾,并获得令人满意的近期和远期效果。在本书撰写过程中我多次督促丰先生和王亮医师将具体事例以文图并茂形式公布于世,以求获取示范之效和教学作用,并尽可能突出细节而达到传帮带之目的。

在20世纪八九十年代我主持长征医院骨科工作时,也是按照恩师屠老培养原则,即每位初到骨科的住院医师和进修医师都要先到石膏房轮转三个月,要求基本上能够全面而准确地掌握这种技术,尤其是对新鲜骨折病例,常常要在X线机透视下完成复位,之后再外敷无衬垫石膏予以快速塑形以求维持手法复位之疗效。因为当年我就是这样走过来的,而且获益匪浅,终生难忘,因此到目前为止,我仍能完成全身及四肢的无衬垫石膏技术,而且外形美观,拆开后石膏里内面光滑平整,无压迹或束带状条形突起。相信今天第二军医大学附属长征医院的骨科医师们,当然包括在此进修过的各位专业者也都能达到如此要求和水平。

当前随着世界科技水平和先进技术不断涌现,外科手术和内固定之风也随之风行全球,国内骨科界也亦然。但此种治疗技术虽有各种优点,但毕竟需要麻醉开刀等,此种损伤性技术对于儿童及老年病人往往是弊大于利。在此前提下,如能用精湛的复位及无衬垫石膏技术获得治疗目的岂不更有利于病人吗?因此我们应该再次强调对于先人留下的宝贵技术我们务必传承,并将继续发扬光大!

赵定麟

2017年8月1日于上海第二军医大学附属长征医院

屠开元教授的话

今天的中心问题是石膏固定法，这不是几句话就能讲明的。

还是讲讲我是怎样开始做无衬垫石膏的吧。

1937年，日本侵略中国。当时我在国外进修骨科，我抱着"国家兴亡，匹夫有责"的决心，从国外归来，参加了中国红十字会救护总队部，带了一个医疗队，从此南征北战，救死扶伤。

当年条件之差你们是不能想象的，所要的设备都得自己动手制作，以应付战时救伤的需要。当时的石膏绷带是自己动手做的，飞机架、人字形石膏架等都要自己设计制作。

一开始，我用石膏托，然后用纱布绷带固定，要往后方运送的时候，在伤票上要写明具体情况，若是在运送途中发生疼痛，则可拆除纱布绷带。

我们医疗队也经常要后撤，经过我治疗过的伤员也有机会再见面，看到他们经过治疗后的情况良好，也增加了我的信心。

随着战事的进展，我被调到贵阳图云关总队部的后方医院。由于当时的伤员在医院逗留的时间相对的比较长一些，治疗措施可作些改进。于是我就开始做无衬垫石膏绷带，因为这个方法既节约材料，又能固定密贴，比较牢固可靠。

在上石膏前肢体必须固定。任何肢体的变动，都可能造成绷带的折叠，而石膏折叠的地方，就会形成压迫点。

上石膏时先做好一条石膏条：做石膏条时，必须注意"光滑"，不能有丝毫折叠，要用手心抚摸平整。

石膏条的长短、宽窄及厚薄视肢体大小需要而定。石膏条做好以后，置于患肢，抚摸平整，使其密贴患肢，然后再卷上石膏绷带，卷上去的石膏不能拉紧，只能轻轻卷上去，轻轻地抚平。在需要折叠时，应该将折叠点置于石膏条上。

在上无衬垫石膏时，不需要剃毛或擦油类物质，石膏和皮肤可以完全切贴，在拆除石膏时，亦无疼痛，因为人体的汗毛在四周内已本能地脱落更新。

一、使用无衬垫石膏应该注意和重视的问题

骨折处的组织大多存在着血肿，使组织产生张力，若是张力比较大的时候，皮肤就发亮或起泡，为此，对骨折病人应该做到早期复位，用石膏固定后抬高肢体。经过处理，肿胀应该有所改善，若病人仍然有出血肿胀情况，发生高张力和压力，可造成皮肤或肢体的坏死。

发生以上情况之前，首先有疼痛，同时手指或足趾肿胀发紧，动作不能，感觉丧失，若再不处理则手指或足趾发白、发冷而坏死。在发现病人有上述情况时，应马上去除石膏，切开肿胀的肌肉间隔，以减轻压力，抢救肢体。

二、预防措施

对移位较大的骨折以及严重脱位的骨折病人，在上好石膏后，应马上切开一条缝。同时抬高肢体。石膏切开必须彻底，以便看清皮肤情况，决不允许有一根线残留，这种措施不致造成已经复位部位的移位。

上好石膏后，若有疼痛，不能用吗啡或止痛药解痛，以免混淆症状。在石膏固定前后，脚趾或手指的运动必须活络，运动自如，以便检查感觉情况。

三、对护士的要求

骨科护士对已上石膏的病人，在保证基础护理以外，对病人发生疼痛、肿胀等情况时，应及时报告医生。在病人出院时，应将印有注意事项的说明书交给病人，并详细说明注意事项，最为重要的一条是告诉病人若有意外必须尽快回医院，越快越好，以便急症处理。

以上所讲的情况，总的说明两点：石膏绷带能起固定作用，但也有它的危险性。所以要认真对待，千万不要疏忽大意而造成肢体坏死的千古遗憾。

作为一个医生，任重道远，愿与同志们共勉。

以上讲话的本意并不是要引起你们对石膏绷带的恐惧，只不过是要你们提高警惕，认真操作。希望通过学习班的交流，把石膏技术掌握得更好。

我们都是这样学过来的，相信你们也一定会成功的。

屠开元
1998 年 6 月写于上海第二军医大学附属长征医院
（首届"骨科无衬垫石膏技术高级培训班"录像发言）

目　录

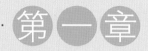

第一章
骨科石膏技术的历史

公元前，我国神农氏就在《本草经》上记载把石膏当作药物来治疗疾病。魏朝时，吴氏等的《神农本草经注》中，曾经注解石膏"味辛微寒，主治中风，寒热……金创等。"元朝时出版的《杂类名方》书中曾记录一种"接骨丹"，在"损折时，服用接骨丹前，令病人先饮好酒三五盏，服后更饮二三盏，然后用纸裹，以绳穿板子缚之"。

文献中首次详细地描写用石膏作硬化物质，来固定创伤的是伊顿（Eton）在1798年写的《土耳其帝国游览》（*A survey of the Turkish Empire*）。书里有一段有趣的叙述："我看见帝国的东部有一种固定骨骼的方法，这对欧洲的外科医生来说，我觉得是可贵的。将骨骼放在正确的位置上以后，用一个与肢体形状确实相符而没有明显压迫的石膏（或生石膏）盒子包住患肢，在几分钟以后，石膏就变成固体并坚实了。……这物体可用刀很容易地切割而去除，再另外做一个。如果水肿消退以后盒子的内腔对肢体来说太大了，可在上面开一个或几个小洞，倒进液体石膏，使空腔充满，并与肢体密贴。石膏上的小洞可先在需要开洞的任何地方放一个木塞或有油的软木塞，等石膏硬化后就把木塞拿去，石膏并不会引起任何损伤，只要它里面不含石灰。它亦很容易平固，并很轻巧。肢体又可用乙醇擦洗，因为乙醇能透过石膏。我看见一例被炮打伤的严重的大腿和小腿开放性骨折就是用这方法治好的。他们用的石膏是足跟下直到大腿上部。"

1816年胡本特（Hubenthal）以等量的石膏和切碎的吸水纸混合使用。他在肢体上先涂一层油，以免石膏黏着。包好后在侧面切开，做成前侧和后侧的一半，并巧妙地开合。

1828 年科利（Koly）和克卢格（Kluge）在迪芬巴赫（Dieffenbach）之后，想在 Charite 医院中推广石膏的应用。他们把肢体放在木箱里，再浇入石膏液，等肢体几乎被石膏盖住为止，而在没有石膏遮盖的上面观察肢体。等石膏硬化后拿去木盒，用钩子钩住分离的石膏边缘。

在石膏绷带卷发明以前十多年（1840 年），苏埃京（Suetin）曾用淀粉绷带卷包扎伤肢来治疗骨折，并允许患肢在淀粉绷带包扎后起床负重。在这之前，石膏固定后病人都是不能起床的。Suetin 用淀粉绷带卷包扎伤肢的办法几乎和目前我们用石膏绷带卷包扎伤肢的方法相同，不过淀粉绷带的最大缺点是干固得太慢，大约需 2 d 时间。

1851—1852 年间，俄国的 Пирогов 看见塑匠把石膏涂在布上，然后缚于伤口。他觉得很新奇，于是就把它用在外科上。用石膏涂布在绷带上，用以治疗下肢骨折。缚上几分钟后，石膏就硬化了，斜形骨折以后就很顺利地愈合了。П 氏认为这是出乎意料的事，并将其著入《外科医院临床》。该书于 1851—1852 年出版，П 氏想推广这种方法，并把这种方法用到 1866 年的战场上去，成为战伤的封闭石膏疗法。

1852 年荷兰的马泰森（Mathijsen）发表用手涂石膏粉到疏松的棉织条上去，做成石膏绷带卷，在战伤治疗中应用，并叙述用水浸泡石膏来拆除石膏的方法。

1872 年圣约翰（St.John）极力推广石膏的优点。他认为石膏绷带卷能密贴肢体，使肢体固定，直到痊愈为止。同时他亦提出石膏绷带卷密贴肢体可能导致压迫性溃疡和血液循环障碍而产生肢体坏死等并发症，所以提倡在石膏和皮肤之间衬以棉花。

1894 年巴德莱本（Bardeleben）提倡在创伤性肿胀发生以前就作石膏包扎，以防止肿胀的发生，同年，科尔施（Korsch）开始直接在皮肤上包扎石膏。他认为不加衬垫的石膏型更加密贴肢体，但是他在皮肤上涂油，以免石膏黏着。Korsch 采用 U 字形铁条固定在下肢石膏型上作步行镫，让病人在石膏干固后起床行走，等石膏型拆除后很少发生关节僵硬和肌肉萎缩。

经过如上发展，采用石膏技术已经成功地治愈了大批的临床病人，被公认为 19 世纪对人类影响最大的十大发明之一。

1914—1918 年，伯勒尔（Böehler）大量应用石膏绷带包扎治疗战伤的伤员，并积累了丰富的石膏技术经验。他指出石膏绷带包扎的并发症多半是因包扎技术不良所引起的。如能掌握正确的无衬垫石膏型包扎法，不但能固定伤部，而且不妨碍伤部的功能运动，使石膏包扎的并发症几乎完全消失。同时，Orr 发现士兵肢体用封闭石膏包扎法后比用其他疗法来得好，以后还发现骨髓炎在扩创引流后用封闭石膏疗法固定，结果相当成功。

自从石膏绷带发明以后，矫形外科上很多畸形矫正后，就大部分采用石膏绷带来固定了。施瓦兹（Scharz，1868—1931）曾经说过："没有石膏，就没有矫形外科。"可见从那时起，石膏就已普遍地用于矫形外科了。

从历史的演变上来看，因为石膏硬化迅速而坚固，所以很早以前就从许多硬化的物质中选出来作为固定伤部之用。从理论上讲，石膏可单用，但脆性大，容易碎裂，使用也不十分方便，但在预制成复合材料的石膏绷带卷以后，性能大为提高，而且使用方便。初期使用石膏绷带卷后，肢体常常会发生压迫性溃疡，所以石膏型包扎前都在肢体表面先包扎一层衬垫物。但是后来发现长期使用这种有衬垫石膏型固定伤部后，患部往往会发生关节僵硬和肌肉萎缩。从克劳泽（Krause）发明步行石膏型和Böehler改进无衬垫石膏型的包扎技术及提倡功能性石膏包扎后，这种因长期固定而引起的肢体生理性改变已经大大地减少了，所以石膏绷带卷就在外科范围中被普遍地使用起来了。

屠开元教授年轻时师从Böehler教授，于20世纪30年代抱着一腔救国热情回国参加抗日战争，带领一支医疗队救治抗日将士。由于那时条件简陋、艰苦，肢体一旦发生火器损伤，普遍采用的方法是截肢，很多的抗日将士因此就成了肢体不全的残疾人。屠开元教授倡导采用石膏固定后，截肢的病例大大地减少了，这一技术在当时就产生了很大的影响。于是他举行讲习班培训军医大力推广石膏固定技术。20世纪40年代屠开元教授就职于上海，无衬垫石膏技术的应用就更正规、更有条件了。由于屠氏所制作的石膏固定可靠合理，固定后病人能活动、能进行功能锻炼，因而疗效就特别地好。从此打破了固定石膏后就需要卧床的惯例。解放初期屠开元教授任抗美援朝医疗队顾问，无衬垫石膏技术在朝鲜战争中也发挥了很大的作用。由于屠开元教授和他的学生们的不懈努力，石膏技术就此在大江南北推广开来。

石膏能吸收一部分X线，因此包扎石膏后的肢体在X线片上不易辨明；再加上石膏有体积比较大而又显得笨重，遇到潮湿后又容易软化等缺点；而且包扎时石膏粉到处都溅有残渍，不易打扫；更重要的是病人因肢体被长期固定而感到十分不舒适，甚至有的病人抱怨石膏固定是"人间地狱"。此外，从骨科专业角度而言，因固定引起的"骨折病"也是医师颇感头痛的问题。所以有很多人想抛弃石膏不用。但是，直到今天，石膏仍然是一种优良的治疗用品，仍然在我国得到广泛的应用。石膏绷带包扎后引起的多种并发症，现在随着包扎技术的改进和治疗水平的提高而基本上可以得到减少甚至避免。石膏本身存在的缺点，促使我们继续去研究和开发更理想的代用品。近百年来，曾经有许多学者想发明一种更好的硬化绷带如水玻璃绷带、醋酮绷带等来代替石膏绷带，但是后来这些代用品又渐渐地被人废弃了。近年又出现一种高分子绷带和热塑夹板，但它们的可塑性不如石膏且价格昂贵，因而有待于进一步发展和提高。由此看来,石膏绷带仍然是目前硬化绷带中较优良、常用的绷带。

近数十年来,骨科学的发展集中于手术治疗。但近年来的基础研究及临床实践提示我们,一味手术(always operation)不是最佳选择,石膏的使用与否事实上不再是一个单纯的学术问题,而是一个颇具现实意义的社会问题。医生、病人及其家属必须关注治疗费用与治疗结果的关联性,从而选择一种既有确实的疗效又不需花更多钱的治疗手段。包括石膏固定及外固定在内的保守治疗,在良好掌握适应证的情况下,可取得更好的疗效。骨科学已进入了平衡采用保守治疗和手术治疗的时期。

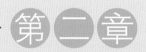

骨折治疗的基础

第一节　骨折治疗的历史和现状

我国在公元前12世纪的《周礼》就有正骨学科,它是祖国的骨科起源。公元2世纪华佗应用整复及付木固定方法提出"一禽之戏"的疗法,实际上是骨折的复位固定并创立的医疗体育。隋代巢元方(公元610年)用线缝合开放骨折与关节伤是内固定的开始。在古埃及有截肢和夹板固定的技术。公元前5世纪印度和希腊已有骨折牵引、复位和固定方法的记载。公元13世纪已有阿拉伯医生到中国(元朝)介绍其骨折脱位的整复方法和器械。中世纪由于宗教的阻碍,科学技术发展受很大影响。直至19世纪中叶,帝俄与荷兰于1852年创用石膏绷带治疗骨折。第一次世界大战期间,奥地利创用无衬垫石膏包扎法,使外固定技术更趋完备,并被广泛应用于骨折或关节伤的治疗,并沿用至今。随着外科麻醉、消毒、X线检查、抗生素等的应用,使骨折复位器械、牵引支架有了改进。医用不锈钢的发明使内固定器械如各种钢板、螺丝钉、髓内钉或针等各种内固定装置,人工关节等进一步应用于临床。1958年瑞士成立内固定研究会,基于30 000多例内固定病例之经验,制定了内固定的4条原则:① 解剖对位;② 内固定要坚固;③ 使用无损伤技术操作,保留骨的血液供应;④ 早期无痛的积极活动(后期更强调无损伤技术操作,保留骨的血液供应)。但另有一些骨科学者认为因为手术时骨膜的剥离造成大面积的骨皮质缺血,因而骨折愈合并未加快。当内固定的钢板的弹力系数与骨的弹力系数有很大的差异时,会出现钢板下骨质疏松,对愈合不利,而且存在内固定取出后再骨折等问题。近年来强调保留骨折区的血液供应的生物学固定，对于复杂骨折强调采用桥式钢板而不干扰骨折区，甚至避免切开（MIPO）。AO近期研发了LCD-CP、PC-FIX及LISS以期进一步提高疗效。长骨骨折常采用闭合性的髓内钉固定，极少数应用钢板内固定。外固定强调关节早期活动有利于骨折早期愈合。近年来欧美国家倡导了新型的保守疗法，该疗法利用各种支架或轻便的石膏技术固定，并强调骨折邻近关节早期的功能活动。远在数千年前我国传统的接骨方法即强调骨折邻近关节的早期活动，非常注重骨折后的功能锻炼，是简陋治疗条件下取得骨折愈合后的良好功能恢复的关键因素。

目前一致公认的骨折治疗原则有以下三条：① 复位：对移位的骨折尽早进行整复以期达到早期和允许的复位效果；② 固定：对复位进行有效的维持直到骨折愈合；③ 功能保存与恢复：对未受累的关节进行充分活动，保留其功能；对受累的关节强调早期无痛性锻炼，恢复其功能。

理想的固定方法：① 骨折区血液供应破坏程度轻；② 骨折部位最大程度的稳定；③ 允许肌肉关节最大范围的运动；④ 便于调整；⑤ 固定作用不易失效；⑥ 不良反应小，并发症少。

现代骨折治疗可供选择的方法多种多样。取舍标准应根据社会环境、病人的个体化状态、对治疗的耐受能力、损伤机制及类型、医师的技术条件、医院的设备条件等综合考虑。

第二节　骨组织的血液供应

骨的血供对于维持骨的生长、再建及生理功能都非常重要。损伤后血供的好坏直接影响骨的修复过程，关系到骨折的预后。

一般来讲，长骨是管状结构，致密骨形成的管壁在骨干中部弯曲力高的地方最厚，松质骨在长管骨两端最丰富，以吸收通过关节的震荡。皮质骨及松质骨的实际数量取决于骨的生物力学、代谢、营养及基因等因素。

以长管骨为例分析骨组织的血供特点，长管骨的血流从功能方面分为三个组成部分：① 传入血管系统：向骨内运送营养；② 传出血管系统：向骨外转移代谢废物；③ 中界血管系统：位于皮质骨内传入与传出系统之间，其功能与软组织内的毛细血管网相似。传入系统有三个血供来源：① 滋养动脉；② 干骺动脉；③ 骨膜动脉网。滋养动脉直接发自肢体邻近大动脉干，经滋养孔进入骨干，在髓腔内分为升、降髓动脉，以后再分为小动脉，穿过骨内膜表面，与近、远端干骺端血管吻合。干骺端动脉从关节周围动脉丛发出，经薄皮质多数孔道进入长骨两侧扩张的干骺端，与升、降髓动脉的终末支之间有丰富吻合。滋养动脉及干骺动脉组成营养血管系统，其分支至少供应皮质内侧的 2/3 ～ 3/4。干骺动脉系统不仅供应于此，而且是髓腔的重要辅助动脉，两者之间有着丰富吻合，即使长骨干有骨折及移位，滋养动脉的初级分支受到破坏，但两侧骨折断端的髓内循环未被阻断。

骨膜动脉网分布于骨皮质的外 1/3 区域，与骨干周围软组织血管吻合，这些血管不穿过骨皮质。正常的骨皮质血流缓慢，从骨内膜流向骨外膜。对成年骨皮质的营养，骨膜动脉只起很小的作用；未成年人骨膜的生骨细胞层不断沉积新骨，由血供高度旺盛的骨膜血管系统营养。

在丰富肌肉覆盖下，骨膜附着疏松。血流由髓腔呈离心方向穿经皮质朝外，在皮质表面的小沟内仅有毛细血管网，其口径与排列方向一致；相反，在坚强骨膜附着处，皮质表面粗糙，肌肉与骨之间的血管联系则超出毛细血管水平。因此，在肌肉—骨膜血管系统与皮质内血管系统之间存在三种血管形式，即小静脉、毛细血管及小动脉。

中介血管系统连接传入系统与传出系统的血管组成。在皮质骨内，这些毛细血管位于中央管及福克曼管之间，与管道内的毛细管之间进行物质交换。

传出血管系统（静脉）的回流通过两个系统完成：大的微血管静脉，回流到干骺端的髓腔静脉窦，多数小静脉穿过皮质达骨膜。近期研究显示，骨干皮质的动脉血供从滋养动脉和骨膜动脉放射样分出，这些动脉与静脉系统相伴，将血液回流到髓腔和骨膜复合体。

皮质骨与松质骨的血液供应情况有很大的不同。皮质骨的血管走行于中央管及福克曼管中，与其轴的走向相同，横断面上可见骨量多而血管少，一旦骨折发生血供容易中断。而松质骨的血管为多来源，横断面上血管多而骨量少。即使在正常情况下皮质骨因血供的组织更新率也远远低于松质骨，更新一次约需要数年。故皮质骨处于一种濒临危机的状态。无论损伤后的存活以及再生修复均劣于松质骨。

第三节　骨折愈合过程

一、骨折愈合的生物学过程

在讨论骨折治疗前，首先应了解骨折愈合的变化情况。通常骨折发生后，骨折的修复几乎同时进行。骨折愈合可看成是骨骼生长和重建的重演。骨折愈合有两个重要因素：一是血供；二是骨折断端间的稳定性，即生物学因素与机械性因素。缺血的骨折端不会愈合，而即使具有良好血供的骨折断端，如无合适的固定，骨折也不会愈合。骨折的愈合有两种形式，即一期愈合和二期愈合。

1. 一期愈合

一期愈合亦称直接愈合。在没有纤维组织和结缔组织参与下，新生骨痂直接沉淀获得愈合。只有骨折断端绝对稳定、对位对线好，断端紧密接合时才能达到一期愈合。骨表面的相对移位小于2%，即可发生直接愈合。一期愈合发生的基本条件是绝对的稳定性。所谓的绝对稳定性指骨折断端间不存在相互的位移，在此情况下，骨愈合是建立在骨塑形的基础上，由骨折断端一侧，破骨细胞开始形成骨隧道，穿越骨折线达到对侧，之后跟随的成骨细胞成骨，在骨折线处形成"焊接点"。由此可见一期愈合的时间与塑形的时间等同，为一年以上，而且修复强度并不可靠，可能发生内固定取出后的再骨折。一期愈合不伴有外骨痂而在较不稳定情况下。骨折愈合必须通过组织中介物——外骨痂。

2. 二期愈合

二期愈合亦称间接愈合。在愈合前先有生骨性肉芽组织及暂时性骨痂，后期被移除而变为永久性骨痂。修复过程可分为三个阶段：血肿机化期、原始骨痂形成期和骨痂改造（塑形）期。发生骨折后，骨和软组织在骨折区出血并伴炎性反应。在炎性过程中，坏死组织内多形核粒细胞聚集，但量不大，这些细胞同组织细胞和干细胞一起被清除，此时骨及周围软组织的前列腺素释放增加，前列腺素E同一般炎性反应一样，伴随出现骨吸收及胶原复合体的抑制。

在愈合的下一阶段——修复期，由骨外膜、骨内膜、骨髓、内皮细胞及邻近软组织产生的肉芽组织，由新生血管、结缔组织及骨细胞组成。成骨细胞在基底干细胞预示下升高，这种细胞分布在成人骨髓，但在近骨内膜及骨表面骨外膜处多见。肉芽组织在骨干骨折的两侧产生，最终形成围绕骨折的套状结构，由于哈佛系统内的血管破裂导致皮质骨细胞缺血，骨折断端发生坏死，因此骨端不能参与早期的增殖。肉芽组织通过软组织或纤维组织中钙质沉积，形成不同的骨痂类形，有桥形、锚形、联合形、封闭形等。在显微镜下观察，骨的细胞组织较少，有大量钙化的细胞外基质及骨细胞。尤其是成骨细胞和破骨细胞，对骨生长，再塑及修复起重要作用。

成骨细胞起源于基质细胞，产生细胞外基质，这种基质继而钙化成骨。一旦一个成骨细胞被它产生的基质所包埋，则变成一个骨细胞，此细胞在钙平衡中有着重要意义。破骨细胞来自造血细胞,它是大的多核细胞,在骨吸收中非常活跃。正常情况下,破骨活力等于成骨细胞吸收和新骨形成处于平衡状态。Charnley的研究显示,皮质骨及松质骨骨折中骨痂形成的不同,认为后者在加压情况下产生骨痂。在最后阶段,骨痂需通过成骨、破骨再塑形,恢复原始状态。

二期愈合常常是在相对稳定情况下发生的,通过间隙填充与钙化以及外骨膜的成骨,间隙内的肉芽组织,软骨及皮质骨转化,使骨折断端间的稳定性提高,如果仍达不到,则继续进行此过程。石膏技术固定、外固定支架以及非绞锁髓内钉治疗就属于此情况,往往看到粗大以及不规则的骨痂,形成很大的接触面。何时稳定性初步建立,何时即开始真正意义上的骨愈合。

二、骨折愈合的生物力学过程

骨折愈合的四个生物力学阶段:① 在破坏性第一阶段,血肿变成肉芽组织,骨折处骨质很松,载荷作用时断裂将通过原始骨折处;② 在第二阶段,断裂再次通过骨折处,但骨折部位刚度增大;③ 在第三阶段,断裂将部分通过原先的骨折处,部分通过非骨折处,此期骨痂充分钙化以稳定骨折;④ 在最后阶段,断裂发生在完整骨(骨折处已愈合),骨折处更加稳定。

成骨细胞聚积提供骨折端足够的稳定性,以利于肉芽组织再血管化。重建的脉管系统提供成骨细胞成活和发挥功能所必需的氧。成骨细胞对缺血非常敏感,所以第一阶段骨折处充分的稳定颇为重要。在后一阶段,随着骨痂的坚固,过多的应力遮挡可影响骨愈合。骨折端间的微动是十分有益和十分重要的,一般认为1 mm左右为适宜。对于不同的骨折端间隙微动范围应不同,间隙小填充的细胞组织数量少,容许作用于单细胞的拉应力小,而大间隙将大的拉应力分配给数量较多的细胞,不至于损害细胞以及干扰细胞的修复行为。

另外,早期周期性负荷的恢复对骨折愈合很重要。Panjabi等人进行如下研究:用80 N静压力和80 N压力附加40 N的周期性负荷,结果显示,早期持续的压力及后期的周期性负荷可促进骨愈合。

第四节　影响骨折愈合及功能的因素

无论全身与局部或者治疗上的因素,均可以直接或间接地影响骨折愈合。

一、影响骨折愈合的内在因素

影响骨折愈合速度有着许多内在因素。

（1）年龄和骨折愈合的关系　年龄越小，骨折愈合愈快，重建塑形能力越强。

（2）全身病变和骨折愈合关系　系统性消耗性疾病（如糖尿病、重度营养不良、钙代谢障碍、肿瘤、长期感染等）使骨折愈合缓慢。

（3）骨骺损伤与骨折愈合关系　如骨折合并骨骺板损伤，可致畸形。

（4）局部感染与愈合关系　骨折端感染，使骨折过迟愈合是公认的。感染是不连接三大原因之一，机制尚不清楚，但有两点现象值得重视：① 感染后局部pH上升，骨端脱钙；② 白细胞死亡释放介质，阻碍局部血管化，使局部骨折愈合时产生血管栓塞。

（5）骨折合并神经伤和骨折愈合关系　骨折愈合缓慢、骨痂少，可能是肢体缺乏神经支配、肌张力降低、血管动力学发生改变所致。

（6）局部血肿和骨折愈合关系　血肿机化后有固定作用，起桥梁和支架作用，使一端新形成的骨痂能顺利，通过骨折线与对侧相连接。但也有人认为过大血肿，使局部血运障碍，增加了内、外骨痂的距离。

（7）骨折类型和骨折愈合关系　骨折端接触面积大的，愈合快。

（8）骨折部位血供情况与骨折愈合关系　骨折愈合过程，必须有足够数量的血液供应。一旦血供破坏或完全丧失，则发生过迟连接或不连接，甚至发生无菌性骨坏死，如股骨颈骨折，股骨头无菌性坏死。在不同情况下，骨折对骨外膜系统和骨内膜系统影响不同，因为骨内膜血管纵向走行，当骨折两端移位时，这些血管破裂。骨外膜血管沿骨干长轴横行分布，因此保持主导地位。在移位骨折，骨外膜循环为主，来自骨折周围肌肉的血管增加明显。随着骨的愈合，髓内循环慢慢建立并逐渐占据优势，骨外膜循环逐渐减退，对骨外膜循环的破坏可减慢骨愈合。切除过多的骨外膜之后，骨愈合速度明显减慢。而且，当切除附着的肌肉后，两组均出现骨愈合延迟。肌肉的初级脉管系统受侵害时，肌肉活力在很大的程度上依靠完整的肌肉与骨外膜血管连接。上面组织的活力是愈合成功的关键。胫骨前的肌肉覆盖较少，是胫骨骨折愈合速度较慢的原因。

（9）软组织损伤与骨折愈合关系　正常骨的营养主要依赖营养血管，关节囊、韧带及肌肉附着处血供。软组织损伤后对骨折愈合影响大。正常情况下，动脉血由髓腔内血管供应大部分皮质，骨折发生后，血供来自骨外软组织，干骺端血供较多，所以骨折时发生血供障碍较小。

（10）骨折数量和骨折愈合时间关系　多发性骨折,全身创伤反应剧烈,对骨折愈合也造成极大的威胁。

（11）软组织嵌入和骨折愈合关系　凡有软组织嵌入骨折断端会严重影响骨折愈合,甚至发生骨不连接。

（12）骨质缺损和骨折愈合关系　骨缺损不但使骨折难以愈合,严重时可导致肢体短缩和骨不连接等。

（13）游离骨折片的存在与骨折愈合关系　实际意义上,游离骨折片即为完全无血液供应的骨组织,可以被视为死骨,骨折的愈合也就是爬行替代的过程,因而其愈合速度远远慢于正常的愈合。

二、影响骨折愈合的外在因素

（1）复位和骨折愈合关系　复位准确,骨折愈合快。粗暴的手法复位,盲目的手术复位均将破坏血运而影响骨折愈合。

（2）牵引过度和骨折愈合关系　过度牵引可以造成骨折不连接,局部压缩可促进骨折愈合。

（3）外固定和骨折对合关系　有效的外固定对已复位骨折颇为有益,因此要严格遵守：① 维持骨折对位；② 控制骨端勿使旋转、成角；③ 保护已形成骨痂。

（4）内固定和骨折愈合关系　不论哪种内固定,一定要在外固定辅佐下保持骨折端的稳定性,方可加速愈合。

（5）骨折开放复位的时机和骨折愈合关系　当骨折需要开放复位,究竟选择什么时机为宜？多数人认为在骨折后2周内进行,这是因为2周之内是创伤反应过渡期。而过早手术将会增加损伤,影响骨折愈合。

（6）物理因素和骨折愈合关系　适当的康复治疗无疑会促进骨折的愈合速度,也可提高愈合的质量。

（7）骨移植和骨折愈合关系　骨缺损以及成骨不良均应考虑植骨。

在处理骨折时,首先在主观上要积极想方设法,避免或减少处理不当的操作,纠正或补救不利于骨折愈合的客观因素。在适当麻醉下,采用：① 早期无损伤的手法复位；② 合理有效的局部外固定；③ 积极适当的功能锻炼等措施来处理骨折。对某些愈合缓慢的病例,还需要及时地改进固定方法,延长固定日期,采用适当的功能锻炼争取骨折理想愈合。除非已真正确认不愈合骨折的程度,否则不要过早地采取手术治疗。

第五节 复 位

一、需要复位的骨折

骨折治疗的基本目标是在保证功能恢复以及最小畸形发生的前提下,尽量缩短治疗时间。良好的复位可取得更多的骨折对合面积,尽量重建骨骼自身的稳定性,减少对内固定和外固定的依赖性。骨折稳定性的保证,可以使良好的复位在石膏固定后长期维持,并且允许一定的动态负荷,即提供了功能锻炼的条件,又确保骨折治疗目标的实现。

对于不大或不规则的骨折面,解剖复位直接关系到骨折的愈合时间以及能否愈合,不良的骨折复位导致骨与软组织间的异常排列,在愈合过程中引起软组织张力增高,从而使血液供应受到削弱,延长愈合时间。

对于关节面的骨折,不良的复位无疑引起关节面的不平整,是关节功能受限以及远期创伤性关节炎发生的直接原因。长干骨的力线的异常也是肌肉力量不平衡和创伤性关节炎的诱发因素。某些特殊部位,例如脊柱以及神经血管附近的骨折,如果无良好的复位,常常发生直接和迟发的神经血管压迫,例如腰椎管狭窄症、创伤性颈椎病、尺神经炎、肌腱自发性断裂等。

二、不需要复位的骨折及脱位

如果骨折复位以后的稳定性丧失,对愈后的改善无更大的贡献,并且增加了病人的痛苦以及医疗费用,则可考虑不进行复位,例如稳定的无脊髓损伤的脊柱骨折、肱骨外科颈嵌插性骨折、股骨颈嵌插性骨折、青枝骨折等。嵌插性骨折在脱嵌插后即使良好的复位,但由于松质骨的压缩,将形成骨质缺损,是骨不连以及延迟愈合的成因。

三、权衡利弊

复位常常带来额外的损伤。复位次数越多,复位手法越重,产生软组织水肿以及继发性出血水肿越严重,吸收的时间也越长,某些病例因而产生医源性并发症。此外,复位时机也十分重要,医师视野不应仅仅局限于X线片提示的皮质骨复位情况,应进行利弊分析以及全面的观念。

骨折愈合最重要的因素是时间,目前尚无法明显地缩短骨折愈合的时间,因而固定就成为衔接骨折复位后的临时治疗骨折端的解剖学空间位置到骨折临床愈合的稳定空间位置的过程。此过程因人因骨折类型和部位等不同而不同,某些情况下此过程可能较长。

结合骨折治疗的目标,对骨折固定具有一定的要求,例如必须在手法复位以及麻醉效果失效后,能够对抗重力、静力以及因功能锻炼的动态力量引起的骨折再移位倾向。其次基于骨折愈合的生物学机制以及生物力学机制,固定必需基本符合条件,而不应具备明显的阻止骨折愈合的因素存在。此外,骨折固定应该保证骨折愈合的一段时期内,允许最大限度地保留恢复相关的关节以及肌肉韧带的功能,最后必须是病人在此时期内可以耐受的,对于心理上以及肉体上无法耐受的固定方法是不值得提倡的。随着生物力学以及工业的发展,新型的固定方法不断出现,但应注意最新的并不意味着就是最好的和最适当的。长期的大量临床病例业已证明,固定方法并不会随时间而变得毫无价值,无论何种方法均有其最有价值的使用范围。

四、影响骨折复位的力

由于拮抗肌肉的分布特点,在生理自然状态下作用于骨骼上的力以皮质骨以及松质骨上的应力分布方式存在,即微位移—应变;而骨折致使骨的完整性受到破坏,拮抗肌的作用则以宏观位移的方式表现出来,骨折的近端以及远端空间力系再次出现平衡。此平衡取决于骨折的机制,骨折的部位,肌肉的痉挛程度,骨折后的重力以及其他外力作用,临时性固定等因素。此外,两者之间的连接方式也非常重要,骨性结构是否直接地联系和骨膜铰链结构以及其他软组织完整性,影响两者独立和联合稳定,复位首先对抗的是由此引起位移的复合力,肌肉以及力量位移的规律提示解剖学复位是对抗力程度,而对于长干骨过度的分离可增加复位难度。肢体的中立位置即是拮抗肌的平衡位置,所以中立位的复位机制有源于此,然而肌肉的痉挛、软组织水肿等因素使个体化的中立位有所改变。麻醉下复位则可以降低拮抗肌对抗的峰值,无论是神经干组织阻滞以及局麻均有效,前者使受累肌肉得到松弛,而后者则使复位过程中骨膜神经末梢得以麻醉,减小反射性的肌肉痉挛。由于肌肉对力的耐受特性,故持续性地缓慢牵引可增加肌肉的长度。

骨折断端间的软组织嵌插是造成骨折复位困难的因素。软组织嵌插不仅是闭合复位失败的主要原因,更重要的是由于软组织的阻挡,骨折愈合创面的减小都阻碍了骨痂生长,降低了骨折愈合的质量,延长了愈合时间。

若骨折断端尖锐,穿透附近的软组织,将形成复位局部的巨大力矩。

陈旧性骨折以及复位时间略长的骨折,则因骨折断端周围软组织的水肿、机化使移动性减小,增加复位的难度,而且效果往往不如早期的复位。

对于表浅的骨折断端,可直接经皮肤和软组织压迫而起到复位作用,但对于骨折断端具有丰富软组织的情况,采用如上的方法只会增加软组织的损伤和刺激,而对骨折复位无益。在此情况下,通过长干骨的长轴的控制,可起到良好的效果,即利用增长的力臂替代局部巨大的压力,这是屈曲成角使骨折断端复位方法的力学基础。然而对于靠近关节部位的骨折,无长的力臂,因而无法利用轴的方式进行复位,这也是关节附近复位难度大的原因,但如果一端与邻近长干骨经关节囊联系紧密,也可采用大角度的关节转动,在极度状态下限制较短的骨折断端从而达到复位目的。

另外,由于骨折断端的不规则,特别是在接近复位以及肌肉痉挛的情况下,骨折断端的应力较大,进行骨折断端的平移将是非常困难的,充分利用足够的反折机制以及回旋机制,则是利用力臂和支点的另外例子。

多段骨折以及跨关节骨折则是另外一种情形,采用中立位以及局部骨折断端的挤压可能取得尚可的复位效果。

螺旋形骨折通过手法复位的可能性不大,因为其骨折面系曲面,只有完全性复位后才可能使骨折面充分接触,否则仅为数点接触,因此,螺旋形骨折可以考虑开放复位内固定。

开放复位内固定由于是通过器械的轴向牵引,局部的软组织剥离,消除移位的力矩,临时固定取得施力点或直接采用骨钩、持骨器、复位钳在局部获得施力点、力矩达到复位目的。钢板的钉以及螺钉可取得和维持骨折片的排列以及轴线。

第六节　各种治疗方式的特点

若要维持损伤骨的承重功能,需要在必要的强度和避免不必要的刚度之间取得协调。首先,植入物或外固定应有充分的静态强度和抗疲劳强度,以承受康复过程中所施加的负载,加载条件可以从肢体被动运动到主动运动。其次,结构应当相当坚固以保证复位,但对骨的应力遮挡应当最小。

一、石膏外固定

皮质骨的生物力学强度依靠的主要因素是其材料特性以及结构的完整性,当发生骨折后,其他因素无明显改变,改变的主要是其完整性。复位后稳定性的维持依靠附加装置,通常依靠与皮质骨的点接触达到,有些方法依据多点固定,部分为轴固定和面固定。石膏技术特别是无衬垫石膏技术固定,具有塑性良好特点的石膏与皮肤软组织表浅骨突的面接触,可很好地控制肢体长轴的旋转以及侧方移位。石膏技术的简易性是任何固定无法比拟的,几乎在任何地点均可实现,例如在战场以及大量伤员的野外条件下,作为临时性的固定措施无疑是最佳选择。

大多数情况下,石膏固定可很好地进行轴线、旋转等宏观控制;无衬垫石膏技术固定还利用石膏与皮肤毛发的黏合实现对软组织的巨大量级的多点固定;然而通过软组织对骨组织控制,显然可靠性不十分理想,长节段跨关节的固定往往无法避免,甚至需包含2个以上的关节,其目的是通过对骨突部的固着推压从长轴控制骨折端。对于局部软组织不丰富的骨折,局部的推压显得十分有效,例如胫腓骨的中下段骨折以及Colles骨折。值得强调的是,石膏技术必须适应软组织的改变,在损伤水肿达到高峰之前,包扎应宽松,以石膏托为宜;而软组织在7～12 d后水肿明显消退,愈合由血肿机化转向原始骨痂形成,需要提供较好的稳定性时,则需要更换管型,以加强对局部的控制。通过长轴以及局部对骨折端的控制,类似通常提及的三点固定,如果未达到理想的目的,还可通过楔形剖开,成角矫形的方法来加以改善。

石膏技术对骨折端间维持是建立在良好复位的基础上,复位的优劣关系到初期稳定性。只要骨折局部早期稳定,就可以进行早期的功能锻炼。功能锻炼首先使功能的丧失达到最低限度,也使骨折端的血液供应情况得到巨大的改善,在骨膜受到最小侵扰的情况下,加快了骨折愈合的速度。然而目前没有任何一种方法,可直接加速骨折愈合,而任何一种治疗均有降低愈合速度的因素存在,只是程度与情形不同而已。

石膏技术同样可以提供与良好骨愈合相应的应力环境,例如胫腓骨骨折,早期的管型提供可靠的稳定性,获得初步稳定性后,采用行走石膏可在骨折端间进行动态加压,提供有节律的微应变,最后使用U形石膏进一步加压,具有良好的非功能替代特点。此外,不利的力量由石膏技术可转化为有利的应力与应变,例如肱骨骨折,由于上肢为悬垂骨,具有分离的倾向,使用外展架后,使重力反方向作用,附加肌肉的收缩力,对骨折端加压,同时保持了肩关节的功能。

石膏技术的经济性也是其他固定方法所无法比拟的。更为重要的是石膏技术的可靠性,石膏一旦凝固则不容易松散变形,因而不会使复位的位置改变。

就石膏固定本身而言,是具有较高技艺依赖程度的,必须经过大量的实践练习,但熟悉石膏几个基本特点对于掌握石膏技术是非常重要的:① 石膏的凝固速度、水温;② 水的挤压;③ 石膏由固体→液体态→固态过程;④ 三点塑形(在合适的时间由半固体状态凝结)的时机等。

二、开放复位钢板螺钉内固定

钢板螺钉内固定通过夹板与加压的工作方式直接对骨折端进行复位与固定。前者包括夹板、夹板连接、夹板加强、滑动与非滑动夹板。后者包括螺钉加压、钢板轴向加压、张力带动态加压。应用最多的钢板螺钉包括：中和钢板、支持钢板、加压钢板、桥接钢板、自动加压钢板、LC-DCP以及PC-Fix。此外，尚有具有滑动特点的钢板螺钉组合，例如Richards钉、Gamma钉等。

钢板螺钉固定具有直接性、复位理想、固定可靠、早期效果优异、可下地活动等优点，但对骨折端及其附件的骨膜血液供应有破坏，理论上愈合方式倾向于一期愈合，最终愈合时间较长，而且由于钢板的弹性模量与骨组织有较大差别，具有应力遮挡效应，骨折端的适宜应力理论上有困难，内骨痂形成不良，则可能产生再骨折。通过改良钢板材质，例如钛，改良钢板的结构和强度，例如LC-DCP、PC-Fix、LISS以及通过MIPO技术增进疗效是AO近年来的研究成果。

三、绞锁髓内钉

长干骨骨折可通过髓内钉维持对位、而绞锁髓内钉则利用锁钉控制骨的长度与旋转以改善愈合状况，对骨外膜损伤小。

粉碎性骨折，即使达到了解剖复位，也不能通过骨传递负载，而是极大依赖于髓内钉的强度与刚度来固定。固定程度直接与粉碎程度成正比，单侧皮质骨粉碎骨折弯曲时需要依靠髓内钉的强度和刚度。由于对侧皮质骨仍能承担负载，轴向稳定性一般不成问题。双侧皮质骨粉碎骨折极不稳定，并且完全依赖于髓内钉固定。

带锁髓内钉扩大了髓内钉的适应证，通过附加的远端和近端锁钉，保证了钉—骨固定。带锁髓内钉可用于以往简单髓内钉固定不好的长螺旋骨折或粉碎性骨折。同其他髓内钉相比，带锁钉有更好的轴向和旋转固定作用。

四、外固定支架

外固定器的方法具有独到的使用价值，特别是在软组织情况不佳的条件下，具有对病人机体心理损害小，集牵引、复位、固定、加压、延长、矫形于一体；便于处理伤口；稳定性好；具有后期可调节性；易于功能锻炼以及易于拆除等优点。此外，类似石膏技术固定，对骨组织的血液供应干扰不大。

如前所述，骨折愈合的不同时期对生物力学环境的要求不同，而外固定器的可调性恰恰可满足此要求，具有生物力学的优越性。

　　外固定器以往作为骨折治疗的一种方案，而目前更倾向于将之作为暂时性固定方法，特别是无钉外固定器（pinless external fixator）的出现，由于其不涉及髓内，可在外固定的基础上进行绞锁髓内钉的治疗。

　　最后，值得一提的是，螺旋形骨折外固定方法不是最佳的选择，因骨折端系曲面，外固定方法难以达到良好的复位与维持，间隙的二期愈合时间将大大延长。目前还存在外固定方法滥用的现象。随着临床医师对骨折生物学、生物力学的认识的进一步提高，病人将会得到更恰当、更合理的治疗方法。

第三章
骨与关节损伤的影像学诊断

　　骨与关节损伤在平时和战时都经常发生,其诊断主要依赖于临床表现和影像学。随着影像技术的飞快发展,在传统的X线检查基础上出现了CT、MRI等新技术,对骨与关节创伤的定位和定性的诊断帮助极大。

　　一般骨与关节创伤的临床症状与体征很明显,如局部肿胀、瘀斑、畸形、活动受限、局部压痛、骨擦音等,诊断多较易确定,但有时也较困难,如关节内骨折、青枝骨折、关节脱位并发骨折、多发骨折、病理骨折等仅凭临床症状不能得出全面而正确的诊断,必须选择合适的影像学技术进行检查,以便及时作出准确诊断,进行合理治疗。

　　影像学诊断要解决的问题包括:① 什么部位创伤;② 什么性质创伤;③ 创伤与周围组织器官的关系;④ 是否或如何进一步选择其他影像学检查。

第一节　骨与关节影像检查方法简介

一、X线检查

　　X线检查方法很多,应灵活选择应用。可选用的有以下四种检查方法。

　　(1) 透视　方便经济。它可以发现明显的骨折和脱位。用于了解骨折断端情况,以及用于骨折复位过程中的观察。透视对微小骨折、青枝骨折、不全骨折、关节内骨折、骨盆骨折、头颅骨折等诊断往往不可靠。

（2）摄片　摄片的优点是可以显示细微骨折，作为永久记录和治疗前后的比较。一般常规摄片包括相互垂直的正侧位两片，仅一个位置摄片可能漏诊。摄片至少包括一个邻近关节。现代数字化摄片（CR、DR）可以同时清楚地显示软组织和骨关节结构。医师在工作站上对图像进行仔细处理可使创伤信息全部显示出来。在骨创伤诊断中常常应用诸如肋骨腋线位，肩胛骨、胸骨、掌骨、跖骨斜位，髌骨轴位，舟状骨轴位，踝关节的内外翻位等特殊位摄影。临床医师应根据诊断意图与放射科医师共同研究决定摄片部位。

（3）体层摄影　对于不明显的骨折，体层摄影有一定帮助，但CT出现后体层摄影基本上不用。

（4）关节造影　主要包括肩关节造影、膝关节造影、腕关节造影、髓核造影等。关节造影用于了解关节内创伤情况有帮助，但关节造影为有创检查，对急性骨关节创伤检查不适合。

二、CT

对于骨与关节创伤，CT骨关节检查是必要的。CT检查的优点是：① 没有组织重叠；② 密度分辨率高，对微小骨折骨碎片检出率高；③ 可以提供骨折周围软组织情况；④ 提供创伤周围器官与创伤的关系。但由于CT为横断面图像，缺乏对创伤的直观和宏观了解，一般不作为诊断首选。现代螺旋CT和多层CT采用体积扫描2D或3D成像，有利于对创伤的直观显示，应灵活应用。对骨折性质的鉴别应用CT检查也有较优越的作用。

三、MRI

20世纪80年代初MRI用于临床。近40年来MRI在骨与关节创伤方面的应用远远超过其他影像技术。MRI的解剖分辨率高，对创伤的检出十分敏感，对骨折、关节囊、韧带肌腱撕裂、关节内骨折、关节内积血、软骨损伤、肌肉撕裂、肌内血肿等诊断有独特的优越性。由于对创伤水肿十分敏感，MRI能发现对平片和CT均不能发现的所谓的"骨挫伤"。MRI在脊柱创伤诊断方面的优越性十分优越，通过不同切面可清楚观察椎骨、椎间盘、椎旁韧带和肌肉、椎管、硬膜囊、蛛网膜下腔、脊髓损伤的情况。对骨折性质的判断MRI也较CT准确。随着MRI技术的发展，MRI扫描成像速度大大加快，完全可以应用于急诊创伤的诊断。

第二节　骨折的Ｘ线诊断与测量

一、骨折的Ｘ线诊断

（一）骨折的直接征象

骨折直接征象为骨折本身的直接解剖变化，是最有价值的诊断依据。Ｘ线表现包括以下几种。

（1）密度减低的骨折线　此类骨折线最多见，为骨折断端分离。

（2）密度增加的骨折线　骨折断端相互重叠，多见于嵌入性骨折。

（3）骨小梁紊乱　多见于松质骨骨折。

（4）骨外形改变　无明显骨折线仅骨形态发生变化，多见于椎体骨折、跟骨骨折。

（5）碎骨片　多见于韧带附着处的骨性撕脱。

（6）骨痂生长　指Ｘ线在创伤开始时并不能显示骨折，需间隔一段时间骨痂出现后方能发现，如疲劳骨折。

（7）骨骺分离　骨骺因外伤而离开原来的位置。轻度骨骺分离不易发现，应摄像作双侧对比。

（二）骨折Ｘ线间接征象

（1）软组织改变　骨折附近软组织改变是诊断骨折，特别是不明显骨折的重要间接征象之一，如果能配合直接征象，将能大大提高诊断效果。常见的软组织改变有：① 骨折附近局部软组织肿胀或血肿；② 关节骨折所致关节内积血和肿胀；③ 韧带撕脱引起的软组织肿胀。

（2）骨测量值改变　通过各部位各种线和角度测量进行骨折的判断，如Böhler角等。

（三）骨折分类

（1）根据骨折线形态　分为横断骨折、粉碎骨折、螺旋性骨折、斜形骨折、纵形骨折、压缩骨折、星形骨折、凹陷骨折和青枝骨折等。

（2）根据骨折程度　分为完全骨折和不完全骨折。

（3）根据骨折性质　分为外伤性骨折和病理性骨折。

（4）根据伤程　分为新鲜骨折和陈旧性骨折。

（四）骨折的对线和对位

Ｘ线常用"对位和对线"描述骨断端的移位情况。"对位"指骨折断端的对合情况,"对线"指骨折两端纵轴线关系。

骨折断端的移位是外伤暴力的直接作用和肌肉痉挛收缩引起的。

断骨的移位方向与暴力方向有关,从骨折断端移位方向可推测暴力方向,如齿状突骨折前移为过屈骨折;后移为过伸骨折。

肌肉强烈收缩引起的骨折移位常显示为骨断段的短缩和成角。

(五)骨折漏诊和误诊的常见原因

(1) X线本身的限制

① 软骨骨折:X线不能直接显示软骨组织。

② 细小的裂缝骨折或青枝骨折。

③ 摄片位置不当。

(2) 医师经验的局限　将骨折误认为阴性、正常骨结构误认为骨折或将多发性骨折遗漏:① 不熟悉正常解剖:如骨骺、跗骨、子骨、血管沟等;② 不熟悉骨折性质:如骨盆骨折。

二、常用骨与关节损伤诊断的X线测量

明显骨折诊断不难,但有时骨折线不明显则需测量各骨径线和角度,用于骨折辅助诊断和骨折复位固定治疗。常用的测量方法和正常值介绍如下。

(一)腕部测量

(1) 正位　① 桡骨茎突比尺骨茎突长1～1.5 cm;② 手屈轴线垂直于前臂轴线;③ 手屈轴线与尺桡骨茎突的连线形成10°～15°。

(2) 侧位　① 腕骨正中平面垂直于桡腕关节面;② 腕骨正中平面与前臂正中线形成165°;③ 桡腕关节平面与前臂中轴线形成75°。

(二)肘部测量

正位:① 肱骨干与前臂轴线形成165°～170°;② 肱骨滑车连线与肱骨干形成80°;③ 肱骨滑车连线与肘关节轴线平行;④ 肱骨滑车连线与肘关节轴线垂直于前臂轴线。

(三)肱骨头及肩部测量

正位片上肱骨头中心线与肱骨干中轴线成140°。

(四)足部测量

侧位上测量足弓的正常值:

(1) 内弓　第一跖骨头与水平线切点、距骨最低点、跟骨与水平线切点形成的角:正常为113.34°～130.43°。

（2）外弓　第五跖骨头与水平线切点、跟骰关节最低点、跟骨与水平线切点形成的角：正常为129.97°～150.10°。

（3）跟距角　跟距关节后上缘和跟骨后上缘的交角：正常为24.84°～41.91°。

（五）踝部测量

后前位片上示：① 胫骨干中轴线垂直于踝关节的水平面；② 胫骨远端与距骨近端的两关节缘水平线彼此平行；③ 内外踝距关节面斜线与胫距关节面缘成80°。

（六）膝部测量

后前位片上示：① 股骨干轴线与膝关节平面内侧成100°，外侧成80°；② 股骨关节面与胫骨关节面平行。

（七）髋部测量

正位片上示：① 股骨颈轴线与股骨轴线成120°～130°；② 股骨大转子上缘水平线与股骨轴线垂直。

第三节　脊柱创伤的影像学诊断

一、脊柱创伤的分类

脊柱创伤一般是按照创伤的病理机制即稳定性骨折和非稳定性骨折分类。总的来说，压缩力产生椎体骨折，而旋转和剪切力破坏软组织、椎间盘和韧带。脊柱创伤大多是间接作用力所致，多是组合力的综合作用，如屈、压、伸、旋转、剪切、拉伸等作用力。临床上许多分类都是基于X线表现和引起这些表现的假想作用力。断层影像，特别是CT、MRI的出现与应用能更好地认识脊柱创伤力学机制和病理机制，但是不管影像上创伤表现如何，创伤节段在创伤时与创伤后影像检查时是有很大不同的。损伤的力学机制很复杂，有时具体的骨折在归类上也很困难。

脊柱的稳定性是指脊柱承担正常生理负荷而没有进行性变形或神经系统的异常。脊柱的稳定性包括两方面：机械性和神经性。如果在生理压力下出现变形则为机械性不稳；如果在生理负荷下产生神经症状和体征或原有神经系统症状体征加剧则为神经性不稳。影像学的检查目的是了解创伤的性质和创伤的解剖位置。

一般来说，颈椎不稳包括：① 椎体前移大于3.5 mm；② 椎间隙增宽；③ 局限性成角大于11°；④ 椎体压缩大于25%。胸腰椎不稳包括：① 椎体滑脱移位；② 椎间隙、小关节间隙、棘突间隙、横突间隙增宽；③ 椎体压缩大于50%。

脊柱三柱理论是影像学特别是横断影像（如CT）区分稳定和不稳定创伤的理论基础，也是脊柱创伤分类较为实用的方法。主要用于胸腰椎创伤，偶尔用于颈椎创伤。人为地将脊柱从前到后分为三柱，前柱包括前纵韧带、前1/2椎体和椎间盘；中柱包括后1/2椎体和椎间盘、后纵韧带；后柱包括椎体附件、椎间小关节、黄韧带、棘间韧带、棘上韧带。不稳定性创伤至少要累及两柱，但也不是绝对的，如多椎体压缩中柱无累及，也应高度怀疑不稳定性骨折。

二、脊柱创伤的影像诊断

（1）X线正侧位平片　仍然是脊柱创伤诊断的基本方法。在颈椎，单纯侧位片诊断的敏感性约为80%，侧位加后前位和张口位诊断敏感性可达94%；$C_7 \sim T_1$椎体骨折可用创伤性斜位诊断以避开肩关节的遮挡；它的摄影方法是：病人取仰卧位，球管与水平线成30°～40°，病人不用改变体位同时可以显示$C_1 \sim C_7$，特别是上胸椎。急性颈椎创伤检查避免过伸过屈位，以免造成脊髓二次损伤。约10%脊髓创伤病人平片上没有异常表现，多为有脊柱退行性改变的老年病人，应做进一步检查。正常脊柱X线测量参数见表3-1。

表3-1　正常脊柱X线测量参数

脊 柱 参 数	测量值（mm）
齿状突侧间隙	2
齿状突前间隙	3（成人），5（儿童）
椎体前高和后高相差	2
C_6水平气管前间隙	22（成人），14（儿童）
过伸过屈颈椎序列	2～3
小关节间隙	2
咽后间隙C_2水平	7～8
棘突间隙差异	2（3个连续平面）
横突间隙差异	2（2个连续平面）

（2）传统体层摄影和CT　对创伤局部的细节检查有很大的优越性。体层摄影对水平方向骨折优于CT，如齿状突骨折。体层摄影可以宏观地观察小关节创伤和椎

体滑脱,CT检查有利于发现易漏诊的微小骨折片以及骨折碎片的位置。CTM检查对神经根和硬膜囊撕裂也有很大价值。尽管体层摄影和CT检查可以发现平片上不能发现的骨折,但绝不是100%。

（3）MRI 对椎间盘、脊柱韧带、脊髓、神经根创伤和骨折性质的判断有重大意义,T_1WI、T_2WI对骨折的诊断均较清楚。但对椎体附件骨折单用MRI检查不够。根据MRI脊髓表现可判断脊髓创伤性质、预后和各种创伤手术方案的制订。

三、脊柱创伤的诊断原则

脊柱创伤诊断注意:排列（A）、骨结构（B）、软骨（C）、软组织（S）。常见观察内容见表3-2。

表3-2 脊柱创伤平片观察内容

排 列 （alignment,A）	骨结构 （bone structure,B）	软骨间隙 （cartilage space,C）	软组织 （soft tissue,S）
脊柱弧度丧失或改变	骨折	齿状突前间隙增宽	椎前间隙增宽
局限性成角	椎骨后部结构破坏	椎间隙增宽	椎前脂肪条移位
棘突旋转	骨皮质断裂	小关节间隙增宽	椎旁软组织块
颈椎前突消失	椎体前缘楔形改变	椎间隙狭窄	腰大肌边界消失
棘突间隙增宽	C_2环断裂	椎间隙真空征	
脊柱侧弯			

（1）排列 颈椎半脱位或脱位在侧位可清楚观察。正常环枢关节齿状突前间隙< 3 mm（成人）、5 mm（儿童）,后前位张口位齿状突应位于C_1双侧块中央,否则应怀疑环枢关节半脱位。小儿可出现假性脱位应注意鉴别。

胸腰椎不稳定性创伤大多表现为前后方向上滑脱,创伤性胸腰椎滑脱应注意小关节突和椎弓骨折。

（2）骨折 根据骨折线形态可分为爆裂骨折、压缩骨折、三角碎片骨折（泪滴骨折）、水平骨折等。最多见的是椎体爆裂性骨折。根据后部骨性结构和韧带的完整性椎体爆裂性骨折又分为稳定性和不稳定性骨折。由于大部分爆裂性骨折都累及中柱,所以大部分爆裂性骨折都是不稳定性骨折。一般情况下平片较难了解松质骨愈合情况,这是因为松质骨没有像皮质骨那样明确的骨痂形成,但运用MRI可清楚地反映创伤局部骨髓腔改变,从而了解松质骨骨折愈合情况。

（3）软组织改变　颈椎由于有气管的衬托，侧位能清楚显示颈前软组织的厚度。C_2水平椎前软组织应 < 5 mm（成人）、< 7 mm（儿童）；C_4水平应 < C_4椎体的1/2；C_4以下椎前软组织应 < 22 mm（成人）、14mm（儿童）。上颈椎血肿大多伴有椎骨前部骨折或过伸性损伤椎前韧带撕裂；胸椎椎旁软组织肿胀表现为单侧或双侧椎旁线的移位或消失，胸椎旁软组织的肿胀提示胸椎骨折，有时伴有血胸。腰椎旁软组织肿胀诊断较困难，严重腰椎骨折可出现腰大肌边缘部分或完全模糊。

（4）小关节、椎间盘　小关节间隙增宽提示半脱位和关节囊撕裂。后部韧带的损伤多提示过屈或过屈拉伸性损伤，椎间盘前或后部增宽也提示脊柱过伸或过屈性损伤，椎间隙降低应怀疑椎间盘突入椎体或进入椎管，颈椎椎间盘小关节和韧带脆弱，对旋转撕脱作用力抵抗力差。

（5）椎管　创伤性椎管增宽提示椎弓骨折为不稳定性骨折，椎管狭窄多为椎体滑脱引起，并可伴有椎管内骨碎片。

第四章

骨折复位与固定的基本原理

随着生产和交通的发展，工伤和交通事故增加，骨折病人将越来越多。对骨折病人进行及时、正确、合理的治疗，对于恢复病人骨骼正常功能，减少伤残率都至关重要。

第一节　治疗骨折的基本原则

骨折治疗包括复位、固定、功能锻炼和药物等辅助治疗。在治疗过程中，必须贯彻整体和局部兼顾、固定与功能相结合（动静结合）、骨与其周围的软组织并重；充分调动病人的主观能动性，使之积极配合治疗。对于移位的骨折，复位愈好，固定愈稳定，在稳定的固定下才可保证早期无痛地进行功能锻炼，而积极的功能锻炼又能促进血液循环及骨折的愈合。

第二节　骨折整复与固定

发生移位的骨折应考虑整复复位。

骨折复位方法包括手法复位、持续牵引复位和切开复位三类方法。

至于选用何种方法治疗,须结合伤员的年龄、全身情况、骨折性质、类型和移位等具体情况来决定。临床医师只有熟悉骨折的分类和各种疗法的特点以及病人的具体情况,才能选择好的或适当的治疗方法。

一、手法复位外固定

主要适用于复位后稳定性骨折。

1. 整复的时间

原则上要求越早越好,最好在伤后 1 ~ 4 h 内进行,此时局部肿胀不严重,肌肉挛缩少,复位较容易,有利于骨折的迅速愈合和功能恢复。但如病人有其他严重合并伤,或有特殊情况需要抢救处理,应从整体出发暂缓复位和固定,只作临时处理,待全身情况许可时再进行复位。

2. 骨折复位的要求

正确复位是骨折愈合和功能恢复的基本条件。因此,只要条件可能,要力争达到解剖复位,但手法复位实际上常不能达到此要求。通常骨折愈合后功能未受影响或影响较小,称为"功能复位"。这是骨折复位的最基本要求。必须注意,有些不稳定的骨折,如果只强调解剖复位,反复操作或进行不必要的切开复位,反而会加重组织损伤,增加病人痛苦,对骨折愈合和功能恢复不利。

根据年龄、骨折部位和类型不同,复位的要求也不同。儿童在发育期,骨生长旺盛,富有代偿力,轻度短缩或成角,可在发育过程中自行塑形矫正。但儿童的骨骺骨折,如有移位则需正确复位和及时治疗。一般成年人长骨干要求纠正成角、旋转和重叠,特别要重视长骨的轴线,骨折面只要有 1/2,甚至 1/3 的接触也能达到功能愈合。但长骨接近两端关节部位的骨折,则要求接近解剖对位。关节内骨折要解剖对位才能达到较满意的功能恢复。

在上肢骨折中,肱骨骨折复位标准可以宽些,但前臂尺、桡骨折对位则要求很高。应尽量恢复骨间膜的正常宽度,否则前臂旋转将会发生障碍。在下肢的骨折中,应尽量恢复正常(缩短移位不超过 1 cm),否则会发生跛行,或发生代偿性脊柱侧弯而致腰痛。

3. 骨折复位前准备

(1)麻醉:目的是解除病人的疼痛,避免因疼痛而引起肌肉痉挛,有利于骨折整复。一般采用局部麻醉,即用 2% 普鲁卡因 5 ~ 20 ml,直接注入骨折处血肿内。成人股骨骨折可用腰麻,上肢骨折可用臂丛神经阻滞麻醉。年龄较小不易合作的儿童亦可用全身麻醉。

（2）制定复位计划：根据X线片了解骨折类型、移位方向、程度，有无重叠及成角畸形。仔细触诊，进一步摸准骨折端的位置，并制定复位计划。

（3）整复时伤肢体位：根据不同部位的骨折，将伤肢各关节放在适当位置，使伤肢周围肌肉张力处于大致相同的状态，适当地纠正骨折的成角及旋转移位。并将远侧骨折段的纵轴对向近侧骨折段的纵轴方向，使两骨折段的纵轴一致，以利手法复位。上肢骨折手法复位的适中位置为：肩关节外展90°，前屈30°～45°；肘关节屈曲90°；腕关节为0。下肢骨折手法复位的适中位置为：髋关节屈曲40°；膝关节屈曲40°；踝关节90°位。

（4）牵引和对抗牵引：将伤肢放在适中位置后，沿骨折近段纵轴方向，进行适当的牵引和对抗牵引，消除骨折周围肌肉的张力，纠正骨折端的短缩移位，并同时纠正骨折端的成角及旋转移位，有利于手法整复骨折端的侧方移位。

（5）骨折复位手法：骨折复位的手法很多，常用的有以下三种：① 牵引加压复位手法：在持续牵引的同时，术者用两手掌向两骨折端移位相反方向施加压力，即可纠正骨折端的侧方移位，达到骨折端复位；② 牵引骨折成角复位：多用于牵引加压复位手法未能奏效者，或为横形骨折端不整齐用牵引加压不易整复者。术者两手握住两骨折端，用两拇指将两骨折端沿致伤外力的方向推顶曲折成角，使两骨折端边缘互相抵触为支点，然后再将其拉直，骨折即行复位。但使用这种方法须小心，以免损伤周围血管神经；③ 回旋复位手法：对于背靠背移位斜形骨折，无法用上述两法进行复位，应用手分别握住远近两骨折端，按骨折移位方向，采用回旋方法先纠正背靠背移位，然后再按上法进行复位。

（6）骨折复位成功与否的判断：可通过肢体外形、触摸骨折部位、沿肢体纵轴挤压不发生短缩（望远镜征消失），常规X线片检查。

4.骨折复位后固定

骨折复位成功后必须采用外固定来继续维持良好的对位，直到骨折愈合。

（1）石膏绷带固定：石膏绷带用于治疗骨折已有130年之久，至今仍不失为良好的固定材料，是矫形外科医师都必须熟悉的。它的优点是使用方便、塑形好、易于维持三点固定原则，因而适用于全身各部骨折的固定。由于固定较确实，术后照顾简便，因而适合需要长途后送的骨折伤员。常用的石膏类型有：① 石膏托；② 石膏夹板；③ 管型石膏：包括前臂管型石膏，上肢管型石膏，下肢小腿管型石膏，下肢管型石膏，以及躯干用的肩人字形石膏、石膏背心、髋人字石膏等。

（2）小夹板固定：可采用工厂特制的成套小夹板，也可用自制的小夹板，配合各型纸垫做固定材料。小夹板固定的原理是通过两点或三点着力挤压,外用3～4条布带缚扎,防止骨折端移位。

（3）热塑夹板固定：是一种新的规定材料,具有加热可塑形,冷却后定型的特点,该材料具有轻便、防水的优点,但价格较昂贵。

（4）骨穿针用骨折外固定器固定：长骨干骨折,例如胫腓骨干骨折,有时可以将骨穿针用骨折外固定器治疗,适用于骨干部的粉碎性骨折、多段骨折、开放性骨折和创口感染需要换药者。

二、持续牵引与局部固定

对于某些不稳定性骨折和肌肉强大部位的骨折,如股骨干骨折,胫腓骨斜形、螺旋形或粉碎性骨折,常常在手法复位后立即用外固定不能达到满意的效果。特别是局部有烧伤、擦伤、严重肿胀的情况,较好的办法就是选用持续牵引治疗,持续牵引不仅有牵引矫正重叠、成角、旋转畸形的作用,而且还有克服肌肉痉挛,解除疼痛,减少肢体活动的固定作用,与抬高伤肢促进血液及淋巴回流的消肿作用。临床经常使用的方法如下。

1. 皮肤牵引

是借助于胶布贴在伤肢皮肤上,通过肌肉在骨骼上的附着点,牵引力传递作用于骨骼上,胶布远侧跨过小方木板（扩展板）,木板中心穿过一绳,然后通过滑轮装置,悬吊适当重量进行牵引。

皮牵引的适应证与注意事项：① 适用于小儿、老年体弱者,皮肤必须完好；② 牵引重量一般不得超过5 kg,否则拉力过大,皮肤易被扯伤或起水疱；③ 牵引时间一般约为2周,时间过长,因皮肤上皮脱落而胶布粘贴不牢。如需继续牵引,宜更换新胶布继续牵引；④ 牵引期间应定时检查肢体长短,调整重量和体位,防止过度牵引。一般要求3～5 d内肢体消肿时即能纠正重叠和畸形。牵引2～4周待骨折已有初步纤维性连接,不再发生移位时,即可换为小夹板或石膏固定,以免病人卧床太久,不利于功能锻炼（图4-1）。

2. 骨牵引

骨牵引是在骨骼上穿过Kirshner针或Steman钉,连接牵引弓和绳子,滑车,支架等系统装置。因牵引力直接作用于骨骼,可用比皮肤牵引拉力大5～6倍以上,以对抗肢体肌肉痉挛收缩的强大力量,在牵引的同时还可局部加小夹板矫正侧方移位。

（1）骨牵引的适应证：① 成年人长骨不稳定性骨折（斜形、粉碎）与肌肉强大容易移位的骨折（如股骨、胫骨、骨盆、颈椎）；② 骨折部皮肤损伤、擦伤、烧伤、部分软组织缺损或有伤口时；③ 开放骨折感染或战伤骨折；④ 病人合并胸、腹或骨盆部损伤者须密切观察而肢体不宜作其他固定者；⑤ 肢体合并血循障碍（如小儿肱骨髁上骨折）暂时不宜其他固定者。

（2）常用骨牵引的部位：①尺骨鹰嘴；②股骨下端髁部；③胫骨结节部；④跟骨。

（3）骨牵引应注意事项：① 经常检查牵引钢针处有无不适，如皮肤绷得过紧可适当切开少许缓张，穿针处如有感染，应设法使之引流通畅，保持皮肤干燥，感染严重时

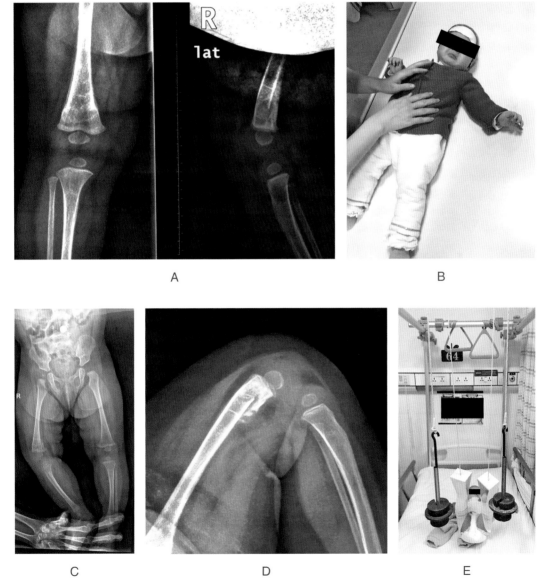

图4-1　临床举例　女童，8个月，左股骨远端骨折（A ～ E）

应拔出钢针,改换位置牵引;② 牵引重量切勿过重,肢体肿胀消退后,应酌情减轻牵引重量;③ 牵引开始数日,应透视骨折矫正对位情况,及时调整体位或加小夹板及纸垫矫正;④ 骨牵引时间一般为4～8周;⑤ 牵引过程中应鼓励病人进行功能锻炼,防止伤肢及未牵拉肢体的肌肉萎缩,关节僵硬。

三、切开复位与内固定

手术显露骨折,在直视下进行复位,并用内固定器材如不锈钢制的接骨板、螺丝钉、Kirshner针、钢丝或髓内钉固定。

这种方法的优点是可以达到解剖复位和术后早期肢体活动。但是,这种固定只是暂时的,因螺丝钉和钢板对骨质有压迫作用,部分骨细胞将会死亡和吸收,时间稍长螺丝钉发生松动,即不能再维持复位的良好位置,再加上肌肉的收缩和不适当的活动,可造成骨折处的成角畸形。有时由于钢板、螺丝钉、髓内钉承受压力而发生金属疲劳性折断。所以应根据实际情况,另加用外固定,直到骨折愈合。

此外,切开复位常比闭合复位需要更多的外科技术和手术经验,手术本身较闭合复位出血更多,软组织损伤更多,有时有一定的感染机会,会给病人增加一定的痛苦。手术时分离软组织和剥离骨膜,必然又损伤骨折处的血液供应,比闭合复位愈合时间更长,所以必须严格掌握切开复位适应证。

切开复位的适应证主要包括:① 因肌肉收缩骨折端不易用手术复位对合者,如髌骨骨折,尺骨鹰嘴骨折;② 骨折端有软组织嵌入,手法不能使骨折复位者;③ 关节内骨折,手法复位不能达到关节面平整,或手术治疗易获较好疗效者,如肱骨外髁骨折,内收型股骨颈骨折;④ 合并有神经或血管损伤需手术治疗者;⑤ 经多次闭合复位达不到功能对位者,如某些尺、桡骨双骨折;⑥ 骨不连或陈旧性骨折畸形愈合并影响功能者;⑦ 清创彻底,感染机会较少的开放性骨折。

第五章

骨折的手法复位

复位是治疗骨折的首要步骤。骨折的对位越好,固定也越稳定,病人才能越早进行功能锻炼、早日获得骨折愈合及肢体功能恢复。骨折复位的方法有两种:即闭合复位和开放复位,两者之间有极密切的关系。即使开放复位手术已能做得尽善尽美,但如一味强调开放复位,而忽视闭合复位技术,对一些复位后稳定性骨折,将增加病人的痛苦,浪费人力、物力,甚至会导致治疗失败。所以在骨折治疗中,很有必要对闭合手法复位加以详细讨论。

第一节　手法复位概论

手法复位是指在闭合状态下依靠术者手指感觉、牵引助手的协同作用,用手法使移位的骨折复位。

一、复位时间

病人全身情况好转,复位时间越早越好。在局部未产生肿胀与肌肉痉挛以前,骨折复位易获得一次成功。因为骨折后1～4 h,骨折局部呈现明显的软弱,肌肉松弛,即所谓的局部休克现象。一般认为是手法复位最宝贵的时机,若超过24 h,复位较困难。

二、麻醉的选择

复位时应根据伤员情况和骨折部位选用麻醉，以达到消除疼痛，缓解肌肉痉挛，便于整复。麻醉的常用方法有：

（1）局部浸润麻醉　将2%普鲁卡因20～40 mL注射于骨折血肿中，10～15 min即发挥效能。

（2）神经阻滞麻醉　上肢骨折可选用颈丛或臂丛麻醉，下肢骨折可选用硬膜外或腰椎麻醉。

（3）全身麻醉　儿童骨折不易合作多用此法。

三、整复手法

整复骨折移位时，要达到得心应手。手法的运用必须熟练、灵活、准确，做到病人不感到痛苦为适。手法的轻度适宜，对骨折的愈合迟早以及能否遗留残疾有着密切的关系。现将临床常用的整复手法分述如下。

（1）拔伸牵引　即加以适当的牵引力及对抗牵引力，克服肌肉抗力，矫正缩短移位，恢复肢体长度与轴线。按"欲合先离，离而复合"的原则，开始牵引时肢体仍保持原来的位置，沿肢体纵轴徐徐牵伸缩短移位，然后用力牵引矫正旋转，成角移位（图5-2，图5-2）。有时也选用牵引力均衡、持续而稳定的机械牵引。

（2）提拉牵抖　主要是矫正骨折远端下陷或上移与近端几乎成直角的移位。沿其原来移位方向，加大畸形。利用拔伸力，顺纵轴方向骤然向上提拉猛抖，使之加大拔伸力而对位。一般多用于桡骨下端骨折（图5-3）。

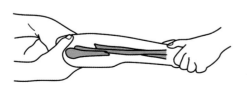

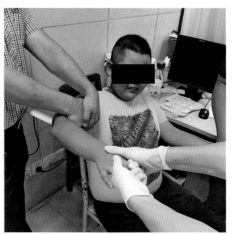

图5-1　拔伸牵引手法　　　　图5-2　拔伸牵引手法示意图

（3）折顶回旋　横骨折具有较长的尖齿时，单靠拔伸力量不能矫正缩短移位。可用折顶手法：术者两拇指压于突出的骨折端，其余两手四指重叠环抱下陷的另一骨折端，先加大其原有成角，两拇指再用力向下挤压突出的骨折端，待两拇指感到两断端已在同一平面时，即可反折伸直，使断端对正（图

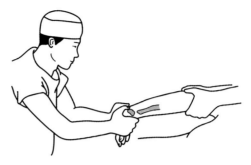

图5-3　提拉牵抖手法

5-4）。回旋手法用于背向移位，即背靠背的斜骨折。先判断发生背向移位的旋转途径，再施行回旋手法。循原路回旋回去，如操作中感到有软组织阻挡，即可能对移位途径判断不准，应改变回旋方向，使背对背的骨折端变成面对面后，再矫正其他移位（图5-5）。施行回旋手法不可用力过猛，以免伤及血管、神经，且应适当减小牵引力，否则不易成功。

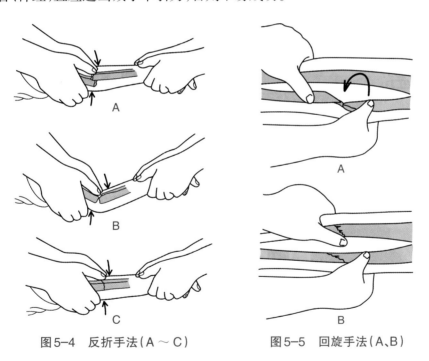

图5-4　反折手法（A～C）　　　　图5-5　回旋手法（A、B）

（4）旋转屈伸　主要用于矫正难度较大的旋转、成角移位。拔伸可矫正缩短、旋转、成角移位，但不能矫正靠近关节部位的骨折断端的旋转、成角。这主要是由于短小骨折段受着单一方向肌肉牵拉过度所致。因此对骨折端有牵拉重叠、不同方向成角的旋转移位同时存在时，须按骨折部位、类型、结合骨折断端肌肉牵拉方向，利用它的生理作用，将骨折远段连同与之形成一个整体的关节远段肢体共同拔伸，向骨折近

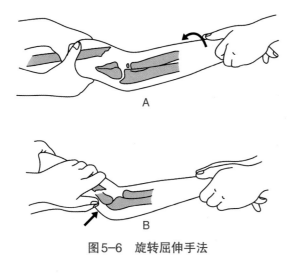

图5-6　旋转屈伸手法

段所指的方向，在拔伸牵引下同时施行旋转屈伸手法，并置适宜位置，远近段轴线相对，旋转成角移位可得到矫正（图5-6）。

（5）端提挤捺　短缩、成角及旋转移位矫正后，还要矫正侧方移位。前后侧（即掌背侧）移位用端提手法，操作时在持续手力牵引下，术者两手拇指压住突出的远端，其余四指捏住骨折近端，向上端提（图5-7）。内外侧（即左右侧、尺桡侧）移位用挤捺手法。

操作时，术者用一手固定骨折近端，另一手握住骨折远端，用两拇指分别挤压移位的骨折端，使陷者复起，突者复平（图5-8）。操作时用力要适当，方向要明确，部位要确实，着力点要稳固。术者手指与患部皮肤要密切相贴，通过皮下组织，而直接作用于骨折断端，切忌在皮肤上来回磨蹭。

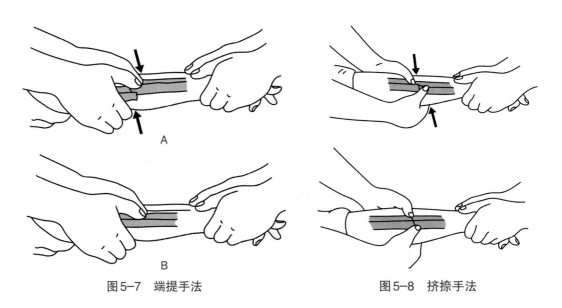

图5-7　端提手法　　　　　　　　　图5-8　挤捺手法

（6）拿捏合拢　对斜型或螺旋型骨折，或有数个骨折块的粉碎性骨折，经过以上手法整复，但其骨折的断端，仍可能有不同程度的间隙。为使骨折面紧密接触，术者可用一手固定骨折远段（助手固定近段）；另一手拿推骨折端，先从四周反复拿捏，然后两手掌部贴于骨折处，收聚合拢使骨折断端骨面接触稳固（图5-9）。

（7）夹挤分骨　凡是两骨并列发生骨折,如尺桡骨骨折、胫腓骨骨折、掌骨骨折、跖骨骨折,骨折段因骨间肌或骨间膜的收缩而互相靠拢。复位时应以两手拇指及示指、中指、环指三指,由骨折部的掌、背侧夹挤骨间隙,使靠拢的骨折断端分开,远近骨折段相应稳定,并列双骨折就像单骨折一起复位(图5-10)。

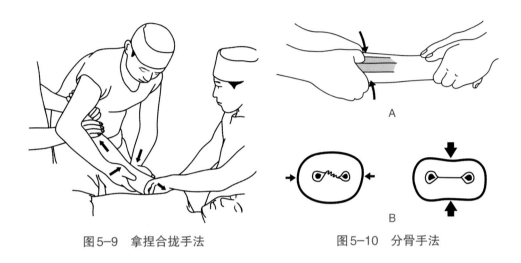

图5-9　拿捏合拢手法　　　　　　　　图5-10　分骨手法

（8）按摩舒筋　骨折时不仅有骨骼的损伤,而且肌肉、肌腱、血管等软组织亦常遭受损伤。因此在骨折整复后,以拇指的指腹,沿其肌肉,肌腱的走向,轻徐揉摩,使骨折周围扭转曲折的肌肉、肌腱,随着骨折复位而舒展通达、血流畅通,以达到消肿、止痛的目的(图5-11)。

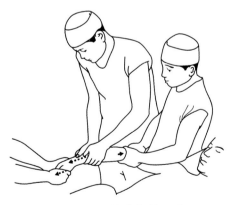

图5-11　按摩舒筋手法

四、整复后的检查核实

骨折复位后,必须以极端负责的精神,认真进行术后检查,绝不能粗心大意。一般注意以下四点：

（1）视　骨折复位后要观察肢体外形是否已经恢复正常。

（2）触　用手仔细触摸骨折部是否已经复原。

（3）比　细致地用尺测量伤肢的长度并与对侧比较。

（4）照　X线透视或拍片检查，进一步核对复位程度。

第二节　各部位骨折的手法复位

一、肱骨外科颈骨折

病人坐位，血肿内麻醉，待5 ～ 10 min后行手法复位。一助手用布带绕过病人腋窝，向上提拉肩部，前臂在中立位，患肘屈曲90°。

（1）外展型骨折　另一助手握肘部，沿肱骨纵轴方向外展牵引（图5-12），术者两拇指抵于骨折近段的上端外侧，其他各指抱骨折远端的内侧。术者将骨折远端向外拉，同时助手在牵引下内收肘部（图5-13）。

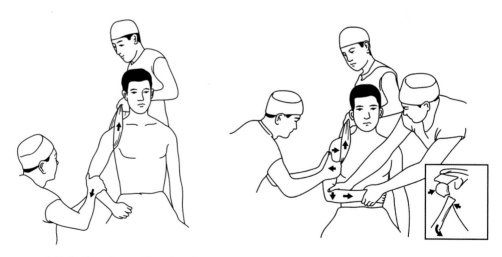

图5-12　肱骨外科颈外展型骨折外展牵引　　　　图5-13　外展型骨折复位法

（2）内收型骨折　另一助手握肘部，沿肱骨纵轴方向内收牵引，术者两手拇指抵住骨折部，将骨折远端向内推，其他四指拉骨折远段外展，助手在牵引下外展肘部（图5-14）。

整复后，X线片仍显示远近骨折段的一侧骨皮质有嵌插而肱骨头又有旋转时，应进一步矫正两骨折的前成角。手法如下：术者站于患肢外侧，两手拇指置于骨折部的前面，其他四指环抱于上臂背侧。在维持牵引下，持握前臂的助手徐徐前屈肩关节，同时术者两手拇指用力向后挤按骨折部，以矫正前成角畸形（图5-15）。

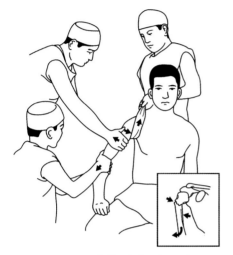

图5-14　内收型骨折复位法

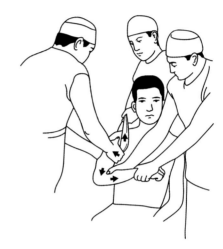

图5-15　矫正向前成角

若成角畸形过大，用此法仍不能矫正时，可改用下法：术者站于病人前外侧，两拇指置于骨折远段后侧，其他四指抱绕肩前侧相当骨折成角部。在维持牵引下，持握前臂之助手继续将前臂前屈上举过顶。此时，术者两拇指抵住骨折远段向前推顶，其他四指由前侧扣挤压按成角部（图5-16）。当听到骨折端有骨擦音时，表示成角畸形矫正，骨折即达较满意的解剖复位。

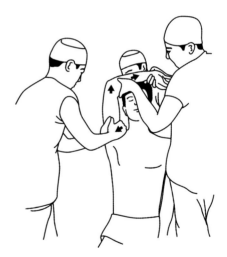

图5-16　矫正向前成角及向前侧方移位

二、肱骨干骨折

整复前仔细检查骨折发生机制及移位情况，有否并发神经血管损伤。然后制定整复方案，病人取坐位，在局麻或臂丛麻醉下，由两助手沿肢体纵轴对抗牵引。一人用布带套住腋部向上牵引，一人握前臂于中立位，向下牵引，待重叠、旋转、成角移位矫正后，术者两手分别握两骨折段，根据骨折类型选用适当手法进行复位。

（1）上1/3骨折（三角肌止点以上）　术者站于患侧。两拇指抵于骨折远端外侧，其他四指环抱近段内侧。在牵引下,术者两手四指首先托提近段向外成角,再用拇指由外侧推按远端向内,即可收到满意整复效果(图5-17)。

(2)中1/3骨折(三角肌止点以下) 两手拇指抵住骨折近段外侧,其他四指环抱骨折远段内侧。在牵引下,两手拇指推近段断端向内,同时两手指拉远段断端向外,使骨折两端内侧平齐,且轻微向外成角。两手拇指再继续向内推,四指向外拉纠正成角(图5-18)骨折即可复位。整复时,如骨折端除有内外侧移位,同时还合并有前后侧移位时,可以斜向推拉挤按手法,矫正内外和前后侧移位。在横断骨折复位过程中,如发现骨折对位后有弹性或在推拉时能够对位,但放手后随即再变位,应考虑骨折断端间有软组织嵌入,可先用回旋手法,解脱骨折断端间的软组织,再行推拉挤按法复位(图5-19)。

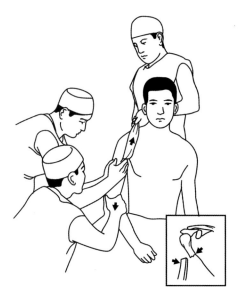

图5-17 肱骨干上1/3骨折复位法

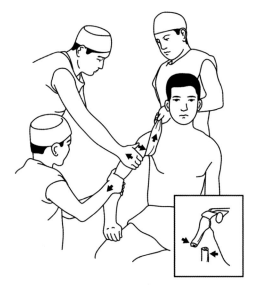

图5-18 肱骨干中1/3骨折复位法

(3)下1/3骨折 多为斜形螺旋形,整复时牵引力不能太大,亦不用较重手法。术者以拿捏手法将骨折斜面贴紧,螺旋面扣上,用旋转屈伸手法纠正旋转及成角畸形。

(4)粉碎性骨折 不宜用力牵拉,术者以拿捏合拢手法使骨折面接触。

三、肱骨髁上骨折(伸直型)

凡骨折后肿胀不太严重,皮肤无水疱,无血管损伤者,均可手法整复。方法如下。

(1)麻醉 根据情况可用局麻或臂丛神经阻滞。对年龄较小,不合作的患儿可使用氯胺酮全麻。

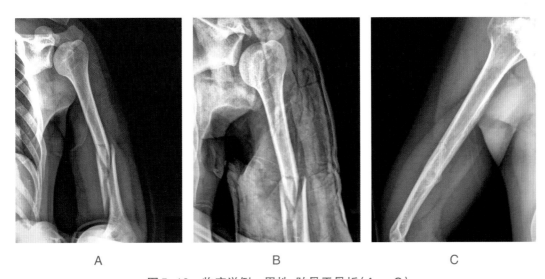

图5-19　临床举例　男性,肱骨干骨折(A～C)

A.肱骨干骨折X线正位观　B.石膏外固定后X线正位观　C.石膏外固定3个月后X线正位观

（2）牵引　病人仰卧位。一助手握住上臂,另一助手握住前臂,在前臂中立位、肘关节略屈曲位下,两助手对抗牵引,纠正重叠畸形。

（3）纠正骨折远端旋转及侧方移位　以患肢为右侧且呈尺偏型,远段有旋前畸形者为例。在助手牵引下,术者左手握骨折近段,右手握骨折远段。右手使远段旋后,两手相对挤压,使远段的旋转及侧移位均得到矫正为止(图5-20A)。

（4）矫正前后移位　当重叠移位矫正后,术者自肘后方双手握住骨折近段,两拇指在肘后推远段向前,其他手指拉近段向后,常听到骨折复位后清脆之骨擦音(图5-20B)。但应注意勿使远段过度推向前方,以免骨膜剥离太广泛,影响其稳定性。

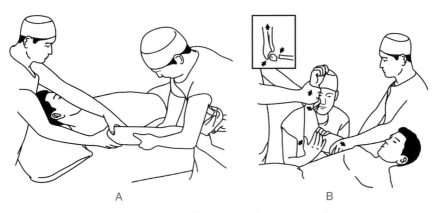

图5-20　肱骨髁上骨折整复手法(A,B)

A.矫正侧移位　B.矫正前后移位

（5）外展挤压桡侧骨皮质纠正肘内翻畸形　尺偏型病例于复位后，术者一手固定骨折部，另一手握住前臂，略伸直肘关节，并将前臂向桡侧伸展，使骨折断端桡侧骨皮质嵌插，以防发生肘内翻（图5-21）。

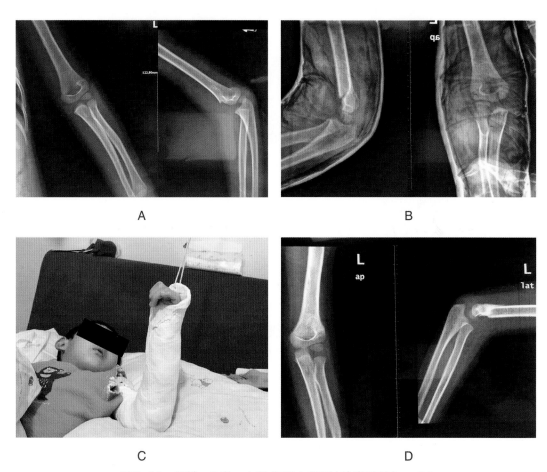

A 　　　　　　　　　　　　　　B

C 　　　　　　　　　　　　　　D

图5-21　男性　5岁　左肱骨髁上骨折（伸直型）（A～D）
A. 肱骨髁上骨折正侧位　B. 石膏外固定后X线正侧位　C. 石膏固定外观　D. 石膏固定1个月后X线正侧位片

四、肱骨髁间骨折

如骨折移位不重，就诊较早，局部肿胀轻微，可行手法整复。方法如下。

（1）麻醉　局麻或臂丛神经阻滞。

（2）牵引　病人仰卧位，一助手握上臂，另一助手握住前臂，前臂旋后位，肘关节略屈曲位下，两助手对抗牵引，纠正重叠畸形。

（3）抱髁　术者双手各抱内外侧髁,拿捏合拢,矫正两髁分离（图5-22A）。

（4）矫正侧方移位　屈肘60°,术者用侧向挤压手法使两髁对合,尽量恢复关节面之平整（图5-22B）。

（5）矫正前后移位　当侧方移位矫正后,术者自肘后方握住骨折近段,两拇指在肘后推远段向前,其他手指拉近段向后,同时屈肘90°（图5-22C）。

（6）向中心挤压　术者用两手贴于内、外髁反复对抗挤压两髁,直到骨折面紧密接触、稳定（图5-22D）。

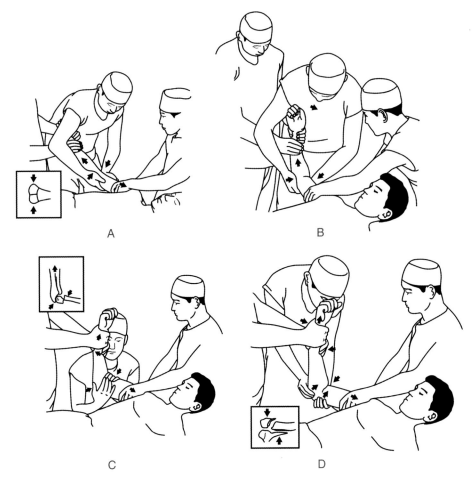

图5-22　肱骨髁间骨折的整复手法（A ～ D）

A.抱髁　B.矫正侧方移位　C.矫正前后移位　D.向中心推挤

五、前臂尺桡骨双骨折

整复前先根据病人受伤原理,结合X线片明确骨折类型、部位和移位程度,研究并确定整复步骤和手法。

（1）麻醉　一般采用臂丛麻醉或局麻。如小儿不合作者亦可考虑用全麻。

（2）牵引　病人平卧位，肩关节外展70°～80°，肘屈曲90°，中段下1/3骨折前臂中立位。上1/3骨折稍旋后位。一助手握肘上，另一助手握大、小鱼际，顺前臂纵轴方向作对抗牵引3～5 min，先矫正旋转移位，再矫正重叠及成角畸形。牵引要持续、稳、准，勿忽松忽紧、来回摇晃。

（3）分骨　是整复前臂双骨折的重要手法。术者用两手的拇指及示指、中指、环指三指，由骨折部的掌背侧对向夹挤骨间隙，使向中间相互靠拢的桡、尺骨断端，向桡、尺侧各自分离（图5-23A）。分骨时，手指与皮肤紧密相连，勿在皮肤上来回磨蹭，损伤皮肤。

（4）折顶　前臂肌肉比较发达或局部肿胀明显时，单靠牵引很难把缩短移位完全矫正。一般都可应用折顶手法。折顶手法既能比较省力地整复残余重叠，又能顺利地矫正侧方移位。在分骨情况下，术者两手拇指由背侧推按突出的骨折断端，两手其

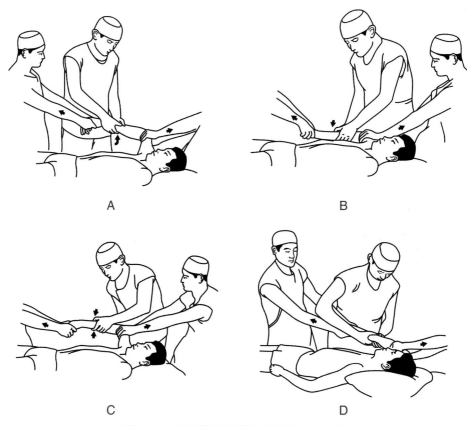

图5-23　尺桡骨双骨折整复手法（A～D）

A.分骨　B.加大成角　C.向背托提，反折　D.端挤提按

他四指托提向掌侧下陷的骨折另一断端。待各手指放置妥当准确后，慢慢地向原来成角变位的方向加大成角，残余重叠越多，成角也就越大（图5-23B），待成角加大到一定程度，感到突出的皮质骨与下陷的皮质骨相碰时，骤然向回反折。反折时，拇指继续向掌侧推按向背侧突出的远侧断端，而示指、中指、环指三指用力向背侧托提下陷的近侧断端（图5-23C）。其方向可正、可斜，力量可大、可小，完全以骨折断端移位程度及方向而定。骨折远近断端对顶相接，侧移位亦根本端正。对中及下1/3骨折的掌背侧移位，通过折顶手法，一般都可得到较好的复位。对上1/3骨折，因此处肌肉较肥厚，骨间隙狭窄，分骨折顶时，尺骨较易复位，但桡骨近段易向桡侧、背侧旋转移位，而远段易向尺侧、掌侧移位，复位困难。须采用分骨夹挤法。此时改为旋后位牵引，令一助手在两手分骨下，固定桡骨远段，并用力将远段推向桡侧、背侧，术者用拇指向尺侧、掌侧挤按近段，移位即可矫正。

（5）端提挤捺　术者一手在分骨情况下固定住骨折一端，另一手推挤或托提骨折另一端，矫正骨折端的残余移位（图5-23D）。桡、尺侧（即内、外侧）的移位须向中心推挤向桡、尺突出的骨折断端。掌、背侧移位须向上提托下陷的骨折断端。若同时有桡、尺及掌背侧移位时，可斜向用力。

（6）拿捏摇摆　术者两手拇指及示指分别由掌、背侧紧紧捏住已复位的骨折部，先嘱牵引骨折远段的助手轻轻旋转，并向桡、尺侧轻微摇摆骨折远段；而后在持续牵引下，术者向掌背侧上、下摇摆骨折部，使已复位的骨折断端紧紧接触。一般在开始摇摆时，可能听到极微细骨擦音。待骨擦音完全消失后，两手指有一种稳定感，证明骨折已复位。

（7）按摩舒筋　术者一手固定骨折部，在分骨情况下，以另一手沿骨干纵轴顺筋、调理仍有旋转曲折的软组织（图5-24）。

六、尺骨干骨折合并桡骨头脱位（Monteggia骨折）

（1）牵引　病人平卧位、肩外展70°～80°。成人用臂丛麻醉，幼儿用全身麻醉。前臂置于中立位。两助手做对抗牵引。伸直型骨折肘关节90°屈曲牵引。屈曲型骨折肘关节伸直位牵引。牵引3～5 min矫正缩短移位。

（2）整复桡骨头脱位　以左侧伸直型骨折为例。术者站于患肢外侧。右手拇指在桡骨头外侧，左手拇指置于桡骨头掌侧，用力由外由掌侧向内向背侧推挤（图5-25），如为屈曲型骨折，两拇指由外侧背侧向内侧掌侧推按。有时可以听到或感觉到桡骨头复位的滑动。复位后，嘱牵引近段的助手，用拇指固定桡骨头维持复位。

（3）矫正尺骨掌、背侧成角或移位　一般伸直型骨折在断端易向掌侧成角移位。

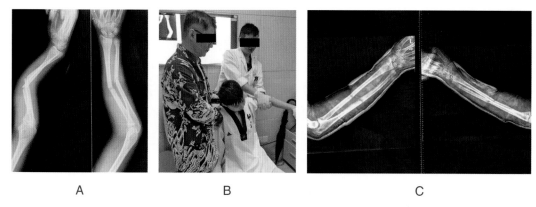

A   B   C

图5-24 临床举例 男性,前臂尺桡骨双骨折(A～C)

A.前臂尺桡骨双骨折X线片 B.手法复位外观图 C.石膏外固定后X线片

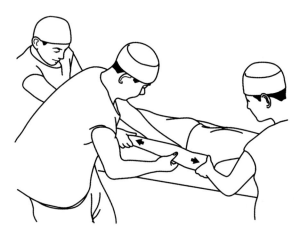

图5-25 整复伸直型桡骨头脱位

在固定桡骨头及对抗牵引下,术者右手捏住骨折近段,左手拇指、示指捏住骨折远段作分骨状,向掌侧徐徐加大成角,同时向背侧提拉。或用右手拇指顶住近侧断端,使向掌侧成角,然后在两手分骨下向背侧提拉。如为屈曲型骨折,近段断端向背侧移位及远段断端向掌侧移位,即用右手拇指顶住近段断端向掌侧推挤,左手拇指、示指捏住远段断端,向背侧提拉,使之对位。

  (4)矫正尺骨桡侧移位或成角 一般掌背侧移位容易矫正对位,但尺骨远段易向桡侧移位或成角,矫正比较困难。因此须将肘关节屈曲90°。在维持牵引下,捏住骨折断端,使肩关节及上臂作外旋外展90°。然后术者用手捏住骨近段向尺侧提拉,同时嘱持远段之助手用力牵引手腕向桡侧偏,使尺骨远段向尺侧复位,从而矫正尺骨向桡侧移位(图5-26)。内收型骨折同时由桡侧挤按桡骨头,使之复位,尺骨桡侧成角亦可矫正。

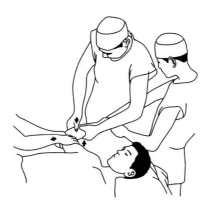

图5-26　矫正尺骨向桡侧移位

七、桡骨骨折合并下桡尺关节脱位（Galeazzi骨折）

桡骨骨折合并下桡尺关节脱位的发生原理和骨折类型较为复杂，骨折类型不同，整复手法也不尽相同：① 对第一类骨折整复手法与固定方法按桡骨下端骨折处理；② 对第二类骨折，桡骨干下1/3横断骨折，移位轻微，可按第三类处理。整复比较容易。但骨折平面比较低，接近桡骨下端骨折平面仍按桡骨下端骨折整复方法处理；③ 对第四类骨折，桡骨干下1/3骨折合并尺骨骨折并下桡尺关节脱位者，按前臂双骨的处理，仅有尺骨弯曲无明显骨折可采用手法先矫正尺骨的弯曲，再按第三类骨折处理；④ 对第三类骨折，桡骨干下1/3横断骨折，螺旋或斜面骨折，骨折移位较多，合并下桡尺关节脱位比较常见。

下面重点介绍第三类骨折整复手法及步骤。

（1）牵引　病人平卧，应用臂丛神经阻滞麻醉。患肢以左侧为例，一助手握住患肢拇指及四指，另一助手握住上臂，肩关节外展70°～80°，肘关节屈曲90°，前臂中立位牵引3～5 min，将缩短移位牵开。

（2）整复下桡尺关节　在两助手牵引下，将缩短移位完全牵开后，术者先用左手拇指及示指、中指二指挤平掌、背侧移位，再用两手拇指由桡尺侧向中心扣紧下桡尺骨关节（图5-27）。

（3）分骨提按　矫正掌、背侧移位。桡骨远段向尺侧掌侧移位者，术者站于病人前外侧与持腕部的助手几乎平行，右手拇指在背侧与示指、中指、环指三指作近段分骨。左手作远端分骨，然后在两手拇指的分骨下，右手掌侧三指由掌侧提托远段向背侧。同时，左手拇指由背侧挤按近段向掌侧，使之对位（图5-28）。桡骨远段向尺侧背侧移位时，术者站于患肩外侧，与近段牵引的助手平行。右手拇指及示指、中指、环指三指作近段分骨。左手拇指与示指、中指、环指三指作远段分骨。然后术者左

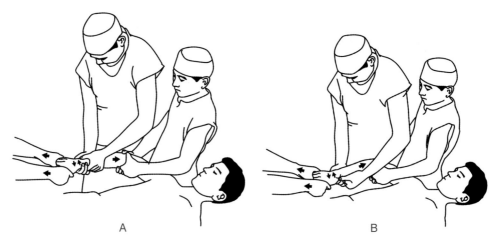

图5-27　整复下桡尺关节（A、B）

A.先挤平掌背侧移位　B.再桡、尺侧向中心扣紧下桡尺关节

手拇指挤按远段向掌侧,同时右手示指、中指、环指三指托提近段向背侧,使之对位（图5-29）。

（4）分骨折顶　当用以上提按方法不能将掌背侧移位矫正时,远段向掌侧移位者,可用两手拇指抵于向背侧移位的骨折近段与其他四指夹挤骨间隙。在分骨的情况下,先将近段推向掌侧,加大成角。因尺骨未断,不能像双骨折一样成角太大,待感有阻力后,托于远段右手示指、中指、环指三指,骤然提托远段向背侧反折。在反折过程中,同时在右手拇指、示指之间,形成一种捻搓动作,一般掌指侧移位即可矫正。如仍留桡骨远段向尺侧残余移位时,术者左手拇指及示指、中指、环指三指在分骨下固定远段。左手拇指用力向中心推挤近段,使之完全对位。远段向背侧移位者,仅术者调换位置,站于患肩外侧,面对远侧助手,手法与上相同。

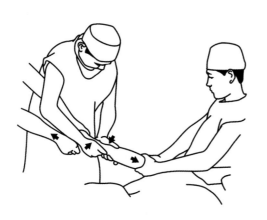

图5-28　分骨提按法矫正远段掌侧移位

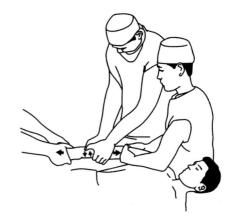

图5-29　分骨提按法矫正远段背侧移位

（5）挤腕　骨折复位后应再次挤腕，然后固定。

八、桡骨远端骨折（Colles 骨折）

（1）体位　病人平卧，腕关节外展30°～40°，肘关节屈曲90°，前臂中立位。

（2）麻醉　血肿内麻醉，待5～10 min后行手法复位。

（3）牵引　一助手持握患手拇指及其他四指，另一助手握住患肢上臂。两助手对抗牵引，持续2～3 min，使骨折断端嵌插完全解脱，同时应注意矫正旋转移位。一般骨折远端容易旋前。

（4）矫正桡侧移位　术者站于患肢外下方。一方握住前臂下1/3向桡侧推挤，另一手握掌、腕部向尺侧推挤。矫正骨折远端的桡侧移位（图5-30）。

（5）矫正掌、背侧移位　术者两手示指、中指、环指三指，重叠置于近段断端的掌侧，向上提。两拇指并列顶住远段断端的背侧，向掌侧挤按，使之向掌侧复位。以矫正掌、背侧移位（图5-31）。

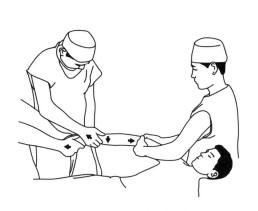

图5-30　矫正桡侧移位

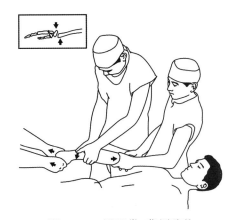

图5-31　矫正掌、背侧移位

（6）舒筋　待骨折移位完全矫正腕部外形恢复正常后，术者一手托住手腕，另一手拇指轻轻推按骨折部及下桡、尺关节、舒展肌腱韧带，使之恢复正常位置（图5-32）。

（7）复位要求　一定要恢复原来桡腕关节之解剖关系，否则影响关节功能。其标准为：① 桡骨茎突应低于尺骨茎突1～2 cm；② 桡骨下端背侧需平坦，且无骨性隆起，掌侧应恢复正常弧形凹陷无骨性隆起；③ 手不向桡侧倾斜，尺骨头的轮廓恢复正常；④ X线片显示桡骨下端关节为向掌侧倾斜10°～15°，向尺侧倾斜20°～25°，（图5-33）。

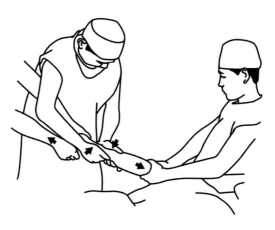

图5-32　舒筋

九、胫腓骨骨折

整复前根据病人伤后软组织情况,结合X线片明确骨折类型、部位,移位程度,确定整复步骤(图5-34)。移位较多,肌肉强者,可用腰麻;移位小者亦可用神经阻滞或局麻。

(1)牵引　病人平卧位,膝关节屈曲呈20°～30°。一助手站于患肢外上侧,用肘关节套住窝部,另一个助手站于患肢足部,一手握住足背,另一手把持足跟部。两助手沿胫骨纵轴对抗牵引3～5 min,矫正缩短及成角畸形。或将病人放于牵引床上牵引。

(2)矫正前后侧移位(端提法)　以中1/3骨折为例。近段多向前内侧移位。一助手用两手把住近段并固定,术者两手拇指置于远端前侧,其余四指环抱小腿后侧。在维持牵引下,近段牵引之助手将近段向后按,而术者的两手四指端提远段向前,使之对位(图5-35)。如仍有左右移位者,可推近端向外,拉远端向内,一般即可复位。

(3)分骨挤按　经过上述手法,一般骨折即可达到满意对位。有些类型的骨折,如螺旋型、斜面型,远段易向外侧残余移位时,可用以下方法整复:以左侧为例。术者站于患肢外侧,右手拇指(与左手拇指协同)置于远段外方,挤压骨间隙,并向内侧挤按。其余四指置于近段内后方,用力由内后方向外前方推挤,并嘱把持足部牵引的助手,将远段稍稍内旋,使之完全对位(图5-36)。

(4)摇摆　术者两手握住骨折端,在维持牵引下,嘱把持足部牵引者,徐徐向前后摇摆骨折远段,或术者向内外作轻轻摇摆,使骨折端紧密相接。然后以拇指及示指沿胫骨嵴及内侧面触摸骨折部拿捏合拢,并检查骨折是否平正,对线是否良好。

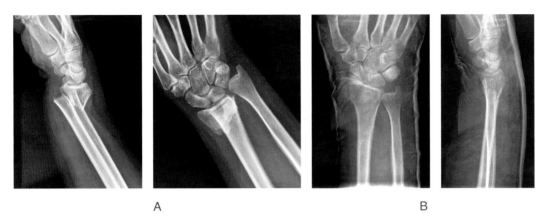

图5-33 临床举例 女性,桡骨远端骨折(Colles骨折)
A.术前X线片 B.石膏固定术后X线片

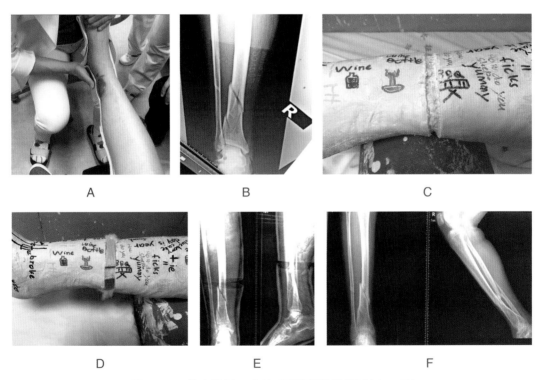

图5-34 临床举例 女性,下肢胫腓骨骨折(A～F)
A.胫腓骨骨折伴巨大血泡形成 B.国外X线片 C.楔形切开 D.塞进小木块 E.石膏固定后X线表现 F.3个月后拆石膏复查

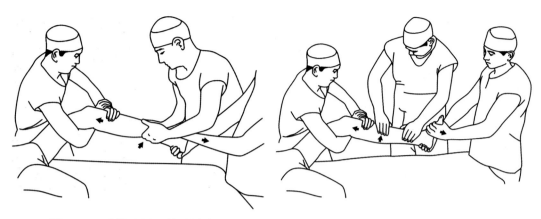

图5-35　端提法矫正前后侧移位　　　图5-36　分骨挤按矫正远段外侧残余移位

最后用石膏固定10 d后,作X线检查。如仍有轻度成角畸形,可行石膏管型楔形切开矫正。

十、踝关节骨折

1. 整复要点

(1)整复前应询问病史,结合X线片,确切了解骨折发生原理和骨折类型,确定整复步骤,按照造成骨折外力的相反方向进行复位。

(2)当踝部骨折是由于距骨移位所致时,一侧受距骨的直接冲击,另一侧受韧带的牵引,远端骨块多与距骨联成一单位,随距骨脱位而移位。因而,只要整复距骨脱位,胫距关节面恢复正常,骨折随之复位。

(3)踝部骨折虽同时有内、外踝及后踝三处骨折,除下胫腓联合分离者外,骨折远近段各形成一个单位,和一般骨折一样,可发生缩短、旋转,侧方或成角移位。整复骨折时应先矫正缩短、旋转和侧方移位,最后矫正成角。

(4)三踝骨折的内、外踝与后踝不能同时复位。应先整复内、外踝,然后再整复后踝。

(5)内踝骨折较小时,往往有软组织嵌入骨折缝之间,复位时,须将软组织解脱,骨折才能复位。

2. 整复手法

(1)牵引:病人平卧,屈膝90°,在腰麻或局麻下,一助手站于患肢外侧,用臂夹住患侧大腿,右患肢使用左臂,左患肢用右臂,另一手抱于膝部向上牵引。另一助手站于患肢远侧,一手握足前部、另一手托足跟。在踝关节跖屈位,顺着原来骨折移位方向徐徐用力向下牵引。内翻骨折先内翻牵引(图5-37),外翻骨折先外翻牵引。无

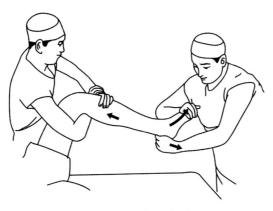

图5-37　内翻牵引

内、外翻畸形,仅两踝向侧方移位时,则垂直正中牵引。牵引力量不宜过大和太猛,以免加重内、外侧韧带之损伤。

（2）内、外旋转加翻转:矫正内、外翻畸形前,首先矫正旋转畸形,在一般的情况下,外翻骨折都有外旋,内翻骨折都有内旋,外旋骨折必有外翻。牵引足的助手,将足内旋或外旋,并同时改变牵引方向。外翻骨折的牵引方向,由外翻逐渐变为内翻;内翻骨折的牵引方向,由内翻逐渐变为外翻(图5-38)。同时术者两手在踝关节上、下对抗挤压,促使复位。内翻时内侧手掌在踝上,外侧手掌向内推送外踝。反之外翻时,外侧手掌在踝上,内侧手掌向外推内踝。

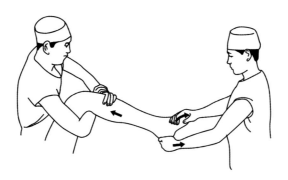

图5-38　旋转加翻转

（3）左右两侧扣挤:对有下胫腓联合分离的病例,术者用两手贴于内、外两踝,嘱助手将足内旋或外旋,并同时改变牵引方向,术者反复对抗挤压两踝,直到分离消失,距骨内、外侧脱位完全整复为止(图5-39)。在外翻或外旋骨折合并下胫腓联合分离,外踝骨折发生在踝关节以上时,对腓骨下端须很好复位。只有腓骨断端正确复位,下胫腓联合分离消除,外踝才能稳定。

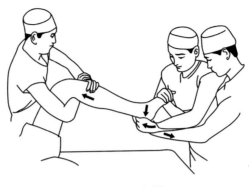

图5-39　扣挤

（4）推拉：术者一手握足向前拉，另一手把住小腿下端向后推，便向后脱位的距骨回到正常位置（图5-40）。

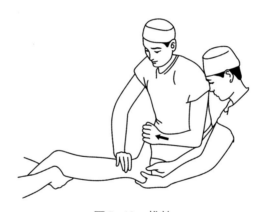

图5-40　推拉

（5）背伸：在推拉过程中，拉足的手将踝关节背伸到90°，此时，向前展开的内踝亦随之复位（图5-41）。如仍有裂口，可用拇指由内踝的后下方向前上方推挤，使骨折满意复位。

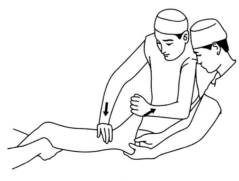

图5-41　背伸

第六章

石膏绷带技术概论

第一节 石膏的特性

一、石膏的化学性质

自然界中的石膏大多半是生石膏,化学成分是含水硫酸钙($CaSO_4 \cdot 2H_2O$),它含有2个分子的结晶水,像大理石一样清晰透明。通常其中还混杂有矽酸盐、铁质和碳酸盐类,在我国山西、浙江、安徽、云南等省有大量出产。它本身微溶于水,加热到107 ～ 130℃后,就会失去3/4的结晶水,成为不透明的白色粉末,通称熟石膏或煅石膏。

$$2CaSO_4 \cdot 2H_2O=(CaSO_4)_2 \cdot H_2O+3H_2O \uparrow$$

（生石膏）   （熟石膏）   （水）

熟石膏接触水分,可重新结晶而硬化。如果把熟石膏再加热,则其中的水分就会完全消失,成为死石膏。

$$(CaSO_4)_2 \cdot H_2O \rightarrow 2 CaSO_4+H_2O \uparrow$$

（熟石膏）（死石膏）   （水）

死石膏加水以后,不再硬化。将死石膏继续加热到525℃后,它又可恢复吸水硬化的作用,但是缓慢得多,不宜应用于骨科上的外固定。

二、石膏的硬化程序

石膏粉浸入水中后,迅速地吸收水分,变成坚实的结晶状态。虽然用肉眼看不见石膏像普通结晶体那样发光,但是在显微镜下就能看见石膏结晶体迅速形成,并且相互交错联结。但是,如果在石膏硬化过程中用外力去重复地搅动它,结晶的形成就不完全了。所以,在石膏包扎时应注意使石膏的结晶很好地形成和保护,结晶形成的数量增加到一定程度,量变发生质变,变得稳定,由半流状态变为固态。

对于包扎石膏的医师说来,掌握石膏粉的"临界点",是非常重要的,那么,何谓石膏粉的临界点呢? 临界点的定义是指石膏在硬化程序中不许搅动而能确实地硬化和变得坚固的阶段。在临界点之后,不能再抚摩和改变关节和骨折的位置,否则石膏就不能很好地形成结晶和变得坚固了。各种石膏粉的临界点随各种石膏粉的品质而不同,必须靠经验来判断。通常在石膏变成厚的糊状时,就表示临界点已经开始到达;当石膏失去湿而发光的状态或变成颗粒状时,就表示临界点已经过去了。如果犹豫不决,延误时机,或手忙脚乱,动作不熟练,就会发生技术上的错误。

当水加到石膏粉中去后,大约有1/5的水是结晶用的;等石膏硬化后结晶以外的多余水分就通过石膏表面蒸发而消失。包扎薄的石膏型时,这种蒸发过程大约需要好几个小时;包扎厚的石膏型时,通常需要好几天。多余的水分完全蒸发掉后石膏才变得干固。

石膏中水分蒸发的速度,跟空气的湿度、温度和石膏型周围的通风状态有关。石膏型可能表面干燥而在深层中还含有相当多的水分。实验证明,要使所有多余的水分在平常状态下完全蒸发,大约需要7 d。

石膏干固以后,若接触水分或多量液体,尤其是热水,就容易软化,所以步行的石膏不能在水塘中行走,亦不能让雨水或小便浸湿。

三、石膏的X线透过性

石膏的化学成分是硫酸钙,其中含有硫、钙、氧和氢元素。X线的吸收因素与原子序的四次方相近似,所以硫酸钙与水的吸收率的比数是:

$$\frac{(CaSO_4 \cdot 2H_2O)^4 = 20^4 + 16^4 + 4 \times 8^4 + 2(2 \times 1^4 + 8^4)}{(H_2O) \qquad\qquad 2 \times 1^4 + 8^4}$$

X线的吸收率与被透过的物质密度成正比,所以石膏包得越厚,吸收X线的能力越强,X线片越是显得模糊不清。

要透过普通石膏型拍摄X线片,所用的X线应比没有透过石膏而拍片时约增强10%,感光的时间应延长约50%。透过潮湿或干固的石膏所用的X线硬度和感光时间,没什么分别。

第二节　石膏绷带卷的制造

随着现代工业的发展,石膏绷带卷的生产都工厂化了,但为了某些边远地区或战时需要,我们简要介绍以下自制石膏绷带卷的流程。

一、石膏粉的制造和贮藏

外科所用的石膏粉是指熟石膏而言。加工的方法是将天然出产的生石膏磨成粉末,筛去粗粒,放入大锅内用缓火炒制,不断地用锅铲搅拌。炒制温度不超过125℃。炒到石膏粉细腻洁白,用手试时略带黏性为止。

炒好的石膏粉应保藏在冷而干燥的地方,不能暴露在空气中,通常最好用不通风的铅皮箱保藏。

二、纱布的准备

纱布应该选择质地精良、分格均匀而有吸湿性的细纱布,每厘米宽中含有纱丝11～13支,不能太密或太疏,因为太疏的纱布石膏粉容易脱落,太密的会妨碍各层纱布间石膏粉的融合和结晶。纱布在铺石膏粉以前须经过上浆和烘干,再用熨斗烫平,使纱布变硬和平滑,易于分撕。作石膏绷带卷的纱布长度一般规定为5 m,两边各抽去3根纱丝或卷起用刀切入0.5 cm,这样的目的在于防止绷带卷包扎上有纱丝从边缘脱落。纱丝脱落,不但妨碍包扎,并且容易变成一条细索,绞榨被包扎的肢体,引起皮肤压榨或溃疡,甚至引起血液循环障碍。

三、石膏绷带卷的制作

1.手制　右手向前推铺石膏粉,左手随时卷起石膏绷带卷(图6-1)。

2.制造器　制造器的远端有一个小圆柱,贯穿纱布绷带卷的中心,纱布绷带的一

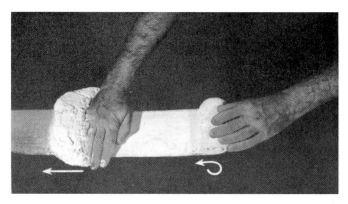

图6-1 手制石膏卷

端通过制造器中部的活门下，由小盒的近侧穿出。在小盒中盛满石膏粉，石膏的重量使它自动地铺进纱布细格中。卷起通过小盒的纱布绷带，就成为所需的石膏绷带卷了（图6-2）。

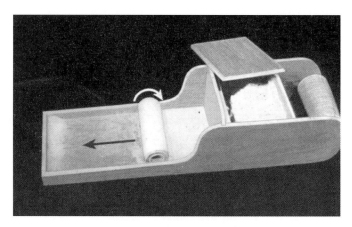

图6-2 石膏绷带卷制造器

第三节　包扎石膏绷带的设施

县级以上的医院，都需设立一间石膏室。房间中应有适当的固定点或细柱，以供上肢包扎石膏时作对抗牵引的固定点。天花板中央应安装1根横梁，以供包扎躯干石膏时作为悬吊滑轮之用。在房间的中央放一张手术台和一张骨折牵引复位台（图6-3），另外须有保暖、换药、麻醉、X线读片灯等设备，靠墙的一侧设立2个水池和一嵌有玻璃面（厚1 cm）的长台（最好160～210 cm）。如果条件允许可备一台X线电

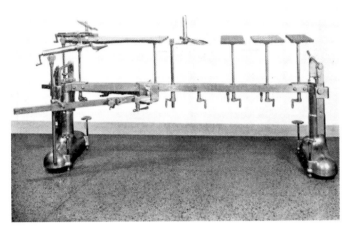

图6-3　老式骨折牵引床

视透视机或小型X线机。

第四节　石膏技术的功用与应用

不仅石膏能密贴肢体包扎,硬化后有相当的坚固性,而且石膏绷带是固定绷带中最优良的一种,它的制造和使用方法简单,硬化迅速,能随意和身体形态符合。因此,石膏在外科中得到广泛应用。

一、石膏技术的功用

（1）使包扎的肢体得到较长时间的固定。

（2）使肢体保持某一特别位置,制止患部肌肉的不必要收缩和活动。

（3）保持肢体间的特别位置,例如交腿皮瓣。

（4）靠坚固的石膏支持而减轻或消除身体患病部位的负重。

（5）保护患部,避免再度受到外伤。

（6）封闭伤口,减少混合感染的机会。

（7）利用石膏与肢体表面成型作着力点,以作患部的牵引或伸展。

（8）翻制模型。

由石膏的上述功用看来,石膏是矫形外科中一种有力的治疗手段。所以Schanz说:"没有石膏,就没有矫形外科。"

二、石膏技术的适应证

（1）骨折的固定。

（2）关节脱位经复位后的固定。

（3）骨和关节急性和慢性炎症的固定。

（4）骨、关节和肌腱等作矫形手术后的固定。

（5）肢体软组织急性炎症（如蜂窝组织炎等）的固定。

（6）肢体巨大创伤，尤其是战伤的固定。

（7）关节扭伤的固定。

（8）四肢二度或三度烧伤的治疗。

（9）关节挛缩或神经麻痹后的治疗。

（10）成形手术后（如血管缝合、皮瓣移植后等）须作肢体间特殊位置的固定。

（11）先天性或后天性畸形（如小儿马蹄内翻足、脊柱侧弯症等）的矫正或治疗。

（12）制造肢体的石膏模型，以便复制肢体的支具或支持物。

三、石膏技术的禁忌证

（1）全身情况恶劣，作巨大的石膏包扎会引起生命体征危象者。

（2）患部伤口有厌氧性感染的可疑者。

（3）怀孕的妇女绕胸腹部包扎。

（4）呼吸或循环系统和肾功能不全者的躯干包扎。

第五节　石膏绷带的种类

石膏绷带，根据其包扎形状和部位，一般分为石膏托、石膏床和石膏管型三种。

（1）石膏托　将石膏绷带来回折叠成8～12层的条状，放到肢体的一侧，然后用纱布绷带包扎，使之成型而达到固定目的。

（2）石膏床　躯干部的石膏托，习惯上称石膏床，又分前、后石膏床。

（3）石膏管型　以石膏托为基础，再用石膏绷带缠绕呈管状。

为了保护骨隆突部的皮肤和其他软组织不受坚硬的石膏所压伤，在包石膏之前，必须先放好衬垫。根据衬垫的多少可分为有衬垫石膏和无衬垫石膏。

在肢体上先用棉纸或其他衬垫物作螺旋形包扎1～3层,然后再包扎成石膏管型,称为"有衬垫石膏"。只在石膏型的边缘部和骨的突起部用棉纸作一薄层的环形包扎或衬垫,而其他部分让石膏和皮肤直接密贴所包的石膏型,称为"无衬垫石膏"。

有衬垫石膏型只在暂时固定时使用,如:① 外科手术后,如畸形矫正后的肢体;② 还没发生肿胀的创伤,或在新鲜骨折整复后。

因为上列情形随时都可能发生肿胀,如果用无垫石膏型包扎,可能会引起血液循环障碍及局部压迫和皮肤坏死。

除了上述情形之外,都不宜采用有衬垫石膏。但是有许多医师不管在任何情形下都坚持只包有衬垫石膏。他们认为衬垫有压缩性,能避免石膏型内肢体肿胀而引起的血液循环障碍。但是他们没有注意到正因为衬垫有压缩性,不管它当初衬垫得怎样地均匀,起初总有2～20 mm厚。后来衬垫压缩和肢体肿胀消失后,石膏和肢体之间就非常松动,患部得不到确实的固定,发生骨折中的活动和患肢肿胀,影响骨折的愈合。

由于石膏松动而发生的骨折中微量活动,是疼痛的主要原因。骨折处活动能引起反射性肌肉痉挛,妨碍血液的正常循环,结果使静脉血淤滞和末梢水肿,减少了断骨的血液供给,延迟骨痂的形成,并引起结缔组织的增生。

骨折端的磨动性疼痛妨碍了四肢没有固定的其他关节的活动,因而引起肌肉萎缩,结果使关节囊不再被关节韧带所牵动,发生关节周围的组织粘连和关节僵硬。

很有意思的是,有衬垫石膏比无衬垫石膏更容易引起压迫性或摩擦性皮肤损伤。其中的原因不难理解。因为一个准确地与皮肤表面密贴和成型的无衬石膏型,对肢体表面产生一种均匀的压力,能避免任何一点压力的集中而导致肢体的压迫性坏死,并且由于它密贴皮肤、准确地成型,所以肢体很难有摩擦性活动。而在有衬垫石膏里,肢体皮肤与石膏的表面间,常有少量活动。轻度移位,使衬垫物在骨突起的地方压缩成硬而薄的一块。不管是肌肉的收缩或是肢体的重量,都能不断地使骨突起的地方受到压迫。当皮肤受到压迫和摩擦时,皮肤的损伤和溃疡就发生了。

由于有厚而柔软的衬垫包在身体的表面,所以包扎时的抚摩动作容易使石膏碎裂。这就好像我们用手掌去压放在软床上的一张纸,这张纸很容易皱折,而放在平滑桌子上的纸张却不易皱一样。如果在石膏包扎过程中不抚摩,就不能与肢体形状相成型。如果不断抚摩,又会使有衬垫的石膏皱折,影响坚固性和形成局部压迫。

所以在估计患肢浮肿消除以后,就应该换用无衬垫石膏来继续固定肢体。

但是有许多医师即使明了有垫石膏型上述的许多缺点,还是不包无衬垫石膏。这或者是由于他们对无衬垫石膏型的技术没有充分把握,或者是担心因无衬垫石膏型的包扎而引起末梢血液循环障碍和局部压迫性皮肤坏死的缘故。其实包无衬垫石膏型的关键在于把石膏绷带卷顺着肢体表面滚动和抚摩,严禁抽紧(后面还有介绍)。此外,如果预计包紧后肢体有肿胀的可能,就应该在包好后抬高患肢,并且立即把石膏型作侧切开或对剖切开。

无衬垫石膏型固定了骨骼系统,但是肌肉和肌腱在任何时间内都仍能无痛地在他们的鞘膜中滑动而不牵动骨骼。在肌肉收缩和松弛时,因为它们的起止点都固定在石膏型内,并不能相互接近和分开,所以显出一种挤压和扩张血管的作用,促进了血液循环。这是防止肌肉萎缩和创伤后期因血管张力消失而引起患肢下垂性水肿的主要原因。因为关节囊和滑膜被附着在它们上面的肌肉组织所牵动,所以在拆除无衬垫石膏型以后,原来被固定过的关节通常可以自动活动到正常范围的一半甚至更多。因为无衬垫石膏型不影响血液循环,所以能促进骨折的愈合。另外,患肢能在石膏型中持重,所以有间歇性压力到达骨折部,能促进骨痂生长(Wolff定律)。

第六节　包扎技术

一、皮肤准备

无衬垫石膏型通常是直接密贴皮肤包扎而成的,皮肤并不需要剃毛,所以汗毛是黏到石膏结晶里去的。这样,汗毛就好比数不清的斜拉索,牵住软组织和皮肤,所以软组织和皮肤部亦能确实固定。又因汗毛均匀地密布在皮肤上,所以没有局限性皮肤牵扯痛。如果个别毛黏到石膏型的边缘,当病人活动身体时就会引起疼痛。通常这种情形很少发生,因为石膏的边缘部是一圈棉纸环形覆盖着的。当然也必须注意保护会阴部的阴毛。

在拆除石膏时,并不会引起拉扯汗毛的疼痛,因为汗毛黏进石膏以后,大约3周后就已经死亡而变得容易脱落了。

石膏型包扎前在皮肤涂油是应该禁止的,因为油类会:① 妨碍皮肤与石膏之间的良好黏着;② 会闭塞毛孔,引起不舒服的感觉;③ 油质会侵入石膏型内,引起石膏破碎和软化。

二、创口处理

手术后缝合的清洁创口,用消毒纱布覆盖后,用棉纸包绕一下,禁用橡皮膏作环形粘贴,以免局部肿胀、血液循环障碍和变态反应。

缝线不必急于早期拆除,我们一般在更换石膏型时拆除,亦有在手术后几个月才拆除的。因延迟拆线而引起的缝线感染的情形几乎没有发生。

由于石膏本身的碱性对普通病原性微生物有抑制生长的作用,所以不用害怕创口上只有薄薄的一层敷料会被外来的微生物透过石膏而引起创口感染。当然对新鲜创伤使用石膏固定时也须密切防止厌氧菌感染的发生。

三、肢体位置

肢体在石膏里的固定位置,严格地说,应该比怎样包扎一个石膏型更为重要。因为在很多情形下(例如关节固定手术后),肢体一旦固定在不良的位置后,患肢的功能就终身不能恢复。所以固定肢体时应该熟悉各关节的功能位置。

一般关节创伤、挫伤、烧伤和炎症等情形,石膏固定关节在中立位置时病人最容易忍受。中立位置是患部关节周围组织最松弛的位置,所以肌肉痉挛和关节囊被其中渗液所引起的紧张情形都能消除或减少到最低程度。关节在中立位时,所有关节周围的肌肉都最松弛,所以骨折容易整复。

如果不能在功能位置下维持整复后的骨折片的位置,可暂时(2～3周)把关节固定在非功能的位置,等骨折愈合开始后再改变关节位置,继续固定。

非典型的石膏固定时(如作皮瓣移植),关节固定时间不能太长,并且要注意外固定的关节应作功能性活动。

四、包扎方法

(一)材料的准备

因为石膏绷带在浸泡后几分钟内就会发生硬化,所以浸泡石膏以前就要准备好一切需要的材料。

(二)石膏绷带卷的浸泡

等包扎医师指示可开始浸泡石膏绷带卷时,取1卷石膏绷带轻轻地水平放到水桶里(图6-4)。不要直立地把石膏绷带卷放进水里,因为直立时容易使石膏粉从绷带卷中逸出。

当水分浸入石膏绷带卷中后,石膏绷带卷中空气就不断地变成气泡,浮到水面上来,等水面上不再有气泡浮起后(1～2 min)就可取出。

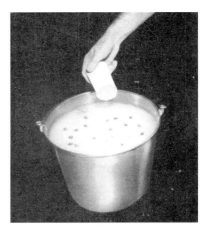

图6-4　石膏绷带卷水平放入水桶

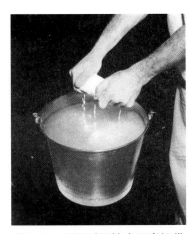

图6-5　两手对压挤出石膏绷带卷里的剩余水分

当石膏绷带卷浸泡完毕后，要水平地把它从水桶里取出，用两手对压的方法将石膏绷带卷里多余的水分挤去，并让水分尽量能流到另一个桶里去，因为遗落下的石膏粉会加速其他石膏绷带卷的硬化（图6-5）。

（三）条带的制作

大多数石膏型包扎时都要用石膏条带，因为石膏条带容易敷持到身体上去，并且能增加石膏型的坚固度，减少石膏绷带卷的用量，并且使包好的石膏型比不用条带所包的同样坚固度的石膏型约轻1/3。

石膏条带的长度要用绳子或用手托直接在肢体上正确地测量。做比较长的条带时，要同时浸泡2～3卷石膏绷带，将挤去水分的石膏绷带卷在平滑光溜的桌面上摊开，到所需的长度后由助手按住，再把绷带卷折回，向相反的方向摊开（图6-6）。这样来回折叠6～8层，随时用手掌用力在桌上把条带抚摩，使各层纱布密贴，不含空气和皱折，使石膏条带构成一条平滑而紧密的石膏条带，然后把它从桌面上垂直掀起，以免各层纱布松离。最后用两手托住条带，递给包扎医师。

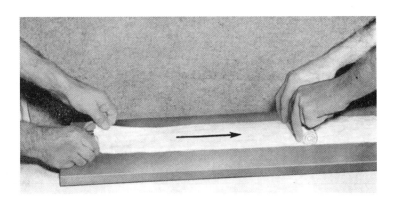

图6-6　石膏条带的制作

（四）包扎步骤和注意事项

（1）湿的石膏条带放到病人肢体上去以后，就要立即使它与皮肤密贴，并把在关节两侧突出的石膏条带边缘剪口，使条带能围拢关节的两侧，但不要使这里发生有害的皱折，以免发生石膏硬化后引起压迫肢体。忽视这一点，不但可引起石膏里的皱折，还可能在关节周围引起空隙，结果容易发生压疮。

（2）在条带外面用石膏绷带作螺旋形包扎，一般都由肢体近侧端开始。

（3）助手要及时浸泡石膏绷带卷，并且在交给包扎医师以前把绷带卷的一端找出摊开，以免包扎医师忙乱地去找卷着的卷端。

（4）浸泡石膏绷带卷的助手要注意擦干湿手，再到盘中去取另一卷干燥的石膏绷带卷，以免水滴使盘子里的其他石膏绷带卷硬化。

（5）在由粗变细的圆锥状肢体上（如小腿和前臂）用石膏绷带卷作螺旋形包扎时，石膏绷带卷不能与较细的一端肢体表面密贴，所以每一螺旋要把松离的绷带下缘向后折回，使折回的绷带贴到石膏条带外面去，才不致使石膏型内有皱折和发生压迫皮肤的现象。

（6）在环绕关节曲面时，要用剪刀把紧窄的石膏绷带部分剪口，不可用力撕扯，以免撕扯时引起绷带的抽紧和绞窄。

前面已经说过，无衬垫石膏型包扎时，绷带卷应顺皮肤表面滚动而不可抽紧，每一螺旋要盖住上一螺旋大约两横指宽。绷带的每一螺旋边缘最容易在包扎时卷起，应该用手掌去轻轻抚摩，并使各层密贴（图6-7）。等石膏型各部都有6～8层以上石膏绷带时，就能有足够的坚固度了。在石膏硬化开始以前，还要用手掌去抚摩石膏型，使它表面光滑，并使有骨突起的部分准确地成型。

临床上为了使石膏型完成其固定肢体的任务，包扎医师应在石膏硬化的临界点开始以后避免折转、搅动或压迫。具体应注意以下几个方面。

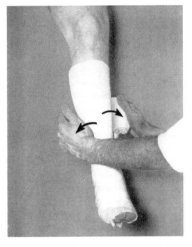

图6-7　石膏型制作时双手相互配合

（1）包扎技术熟练，要恰好在石膏型包扎完毕时达到临界点，不致干扰了石膏的硬化过程，也能使助手尽量维持肢体于一个固定的位置。

（2）骨折片或关节的复位和姿势，要在石膏包扎前就得保持好，在石膏包扎以后改变肢体的位置，不但会引起石膏内部的折皱和压迫点，并且会使石膏硬化过程受扰动而失去它应有的坚固度。

（3）在包好较大的肢体石膏型后，不要立即移动病人，防止石膏折裂。

（4）只有在石膏还呈液体时才可抚摩，如果长时间抚摩和搓动石膏型表面，就会使它显著变弱。

（5）石膏型的衬垫须极薄，厚的衬垫使抚摩石膏时有较大的扰动，增加了肢体与石膏型之间的磨动可能性,就有抽紧石膏绷带卷之弊,比不加衬垫的石膏型更容易引起压迫性疼痛。

(6)石膏包扎时,如果石膏绷带卷变硬或表面呈现颗粒状,一定不可再用,有颗粒的石膏绷带卷中石膏已经硬化,不但不能增加石膏型的坚固度,反而会使石膏型脆弱。

(7)石膏型中的各层石膏绷带,应该迅速抚摩,使之融合成一个坚实的石膏块,延缓抚摩的机会,使石膏绷带各层之间变成分离的薄片,这是一种常见的技术上的错误。严格地说,一个石膏型,每一点石膏都要在硬化的临界点开始前直到石膏干固后维持在不变的正确位置上。如果深层的石膏已经开始硬化,再包上表层的石膏绷带,就会引起深层石膏绷带的震动,故而影响了硬化后的石膏型的坚固度。

(8)尽可能不要在新包好的石膏型上开窗或作楔形切开,因为新包好的石膏在楔状切开时会引起切口边缘的压迫,而切开一个巨大的窗口会使周围的石膏折皱或断裂。

(9)在石膏型的开始部位和关节部位常常会折裂,所以经验告诉我们,应该在这些部位多包几圈。

(10)在条带应用以前,应先用手掌的尺侧面把条带在桌上摩平,使条带中没有小的石膏疙瘩在任何一层中夹着,否则,石膏条带应用以后会引起很长时间的刺痛和不舒服,就像我们平时觉得鞋子里有一块小石子一样。

(11)用含很少量石膏的干绷带和绞得过分而已经把石膏粉挤掉太多的湿绷带做成的石膏型,就是完全硬了也不够结实,所以要在一个陌生的医院或在病人家中包石膏的话,最好用自己已使用惯的石膏绷带卷。

石膏托的包扎步骤与石膏型包扎时最先的几个步骤相同,只要将1条比肢体直径为宽而较薄的石膏条带安放到肢体的前侧或背侧,准确地抚摩成型就可以了。

如果用1条厚而窄的条带放在肢体的一侧做石膏条,不但不容易抚摩成型,并且其坚固度亦不够,在关节部分仍然可有活动,因为薄而阔的条带能把关节侧面亦固定在内。从物理学角度看,在关节三面包围的石膏条带要比单独放在关节一面的石膏条带坚固度高16倍以上。

五、石膏型的美化和修削

(一)美化

石膏型包扎完毕后,必须将它美化一番,使之有一种美感。具体的方法如下。

（1）最简单的方法是在石膏开始硬化以前不断地用手去抚摩石膏型表面，使得石膏型表面平滑均匀。包扎医师应先洗去手或手套上黏附着的石膏小硬粒，然后再来抚摩。

（2）用半卷湿的石膏绷带卷，在石膏型上轻轻磨动，亦能使石膏型表面光滑（图6-8）。

（3）以日常所用的滑石粉洒在石膏型干燥的表面上，能使表面特别光滑，并且使它不容易被污物所沾污。

我们极不赞成用浸泡石膏绷带卷的水桶底沉淀着的石膏用来涂布在不平滑的石膏型表面上，因为石膏沉淀已经失去了再硬化的能力，湿的时候固然会像糨糊一样黏在石膏型的表面上，但是干了以后就非常容易脱落，掉到床上后还会引起病人皮肤的刺痛，甚至发生压疮。

（二）修削

通常上、下肢石膏型包扎完了后很少须再修削，但头和躯体部包扎完了后边缘往往有过多的石膏突出，限制了不需要固定部分的活动，因此需要加以修削而去除之。修削以前最好先用红铅笔划出要修削去除的界线，以免修去太多。最佳的修削时机是在石膏型硬化以后，但还没有干固前。修削时要注意以下几点：① 切割时要注意保持刀锋的锐利；② 不要拉扯修削的石膏型的边缘，以免各层石膏被拉扯松离；③ 垂直进刀，一直切到皮肤后再把修削下来的石膏部分拿去。

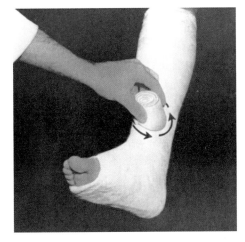

图6-8　应用湿石膏绷带抚平石膏型

六、石膏型的开窗

躯干部石膏型包扎好后，须在上腹部开一个15 cm×18 cm大小的窗口，以便病人进食。头颈洞石膏须在喉头部开一个小长方形的窗口，以便病人下咽。

肢体上的创伤，有时需要开窗，以便处理创口。如果预先决定要在某部开窗的话，可在健侧对称部位做好标记。所开的窗口不可比创伤面大很多，否则会影响石膏的固定作用。

在要使用患肢行走和要下垂的石膏型窗口，必须注意发生窗口肿胀，这是由于软组织的内压力推动肌肉和皮肤从缺少外压力的石膏窗口中凸出所致。所以我们一般将从窗口切碎的石膏块保留再用绷带封上，再加一个外压力，这是防止和治疗窗口肿胀的唯一办法。

石膏型变硬以后，如果发现其中肢体有持续性的局限性疼痛，就提示该处是石膏局限性压迫点，应立即测定好部位开窗以解除这种压迫。

七、石膏型的伸侧切开

石膏型包扎以后，如果估计患肢有肿胀的可能性，应在石膏的伸侧或两侧作伸侧切开或对剖切开，必须注意切口直线中不能再见到任何一根纱丝或棉条。如果单独把石膏型切开而不切断皮肤上的衬垫物，仍可有衬垫的紧压而引起血液循环障碍。

作伸侧切开，必须把整个石膏型的全长都纵向切开。单单作远端切开而想解除患肢末梢血液循环障碍，是愚蠢的行为，因为石膏型的近端并没有切开，所以血液循环并不能改善，相反地却因为没有解除近端对患肢的紧压作用，血液回流不好，以致更加重了末梢血液循环的障碍。

楔形切开是在石膏型作2/3环形的横面切开，通常是在骨折整复后透过石膏型拍X线片时发现骨端一个或两个平面上还有角度畸形时进行的。楔形切开必须在石膏型完全干固以后施行，用石膏锯或电锯锯开石膏型上相当于骨折端角度畸形的凹陷一面，环绕石膏型2/3的横断面切开，然后在切口缝里嵌进一块楔状木块，使切口撑开到需要的程度，再用适当大小的木块嵌在撑开的石膏切口中，维持矫正后的位置。经过X线检查证明效果良好以后，就在石膏切口的空隙地方垫满棉花，然后用石膏绷带卷环形封没切口。

第七节　石膏的修补和拆除

一、石膏型的修补

石膏干固以后，一旦发现某些因包扎技术不良而引起的石膏折裂，应立即进行修补。修补的方法是：在折裂部位外面用石膏绷带卷作几圈螺旋形包扎，或加用铁丝夹板在其中。修补时所用的石膏绷带卷必须有足够的湿度，否则很容易与原来的石膏型分离。

二、石膏型的拆除

肢体经过足够时间的固定以后，估计病情已经痊愈，就须拆去石膏。除此以外，有下列情形者也应立即拆除。

（1）石膏包扎后创口有再出血情形时（但少量渗血并不是拆除石膏型的指征）。

（2）肢体有厌氧菌感染的可疑症状时。

（3）包扎部位创口引流不畅时。

（4）石膏有紧榨情形，引起末梢血液循环障碍症状时。

（5）躯干包扎石膏型后有严重呼吸和心血管循环障碍时。

（6）石膏包扎过久，有毁坏情形，失去固定作用时。

（7）儿童石膏包扎满3个月，继续包扎有妨碍正常发育的可能时。

由于石膏有相当的坚固度，所以有很多种器械是专为拆除石膏型设计的，如石膏钳、石膏剪、石膏锯、电动石膏锯、石膏撑开器等（图6-9）。

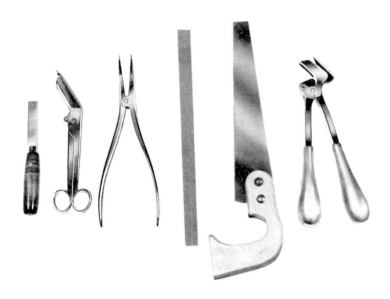

图6-9　拆除石膏型器械

临床上，鹰嘴石膏钳应用较普遍。常常有人担心拆除无垫石膏型时是否容易损伤皮肤，事实上拆无衬垫石膏比拆有衬垫石膏更容易。一方面是无垫石膏型比同样坚固度的有垫石膏型来得薄；另一方面是石膏钳的剪口进入石膏型以后没有柔软的衬垫来妨碍拆除。要拆除石膏型而不损伤皮肤，必须掌握石膏钳正确的使用方法。石膏钳带鹰嘴的一端须与皮肤保持水平，另一端上下剪切。尤其当剪拆一个转弯的石膏型（例如肘关节部）时更要注意的是：已剪开的部分可先用石膏张开器把它扳开，而不可旋转石膏钳来扳开石膏型的剪口。有时需要从石膏型的两端开始剪，然后在石膏型的转角处会合。如果不能用石膏剪插进某些有转角并与皮肤密贴的石膏型里去把它剪割开来,就只能用石膏锯来慢慢地锯开。

视频版请扫描
二维码观看

第八节　石膏包扎的并发症

一、血液循环障碍

石膏包扎过紧或因肢体肿胀后受到石膏的限制,可发生血液循环障碍。通常在四肢骨折或手术后最初24 h内,患肢至少会发生一些充血情形,由于充血渐渐增加,可使肢体内组织张力加强,皮肤表面光亮,同时有水疱形成。倘使充血不断增加,肢体内组织张力受到体外石膏限制,于是发生局部或全肢血液循环障碍,会使皮肤和软组织以致整个肢体坏死。

二、水肿

石膏包扎后常可见到石膏远端指、趾水肿。水肿一方面是由瘀血所引起;另一方面是因石膏的潮湿致使皮肤浸润而发生。如无血液循环障碍的其他症状,可单独垫高患肢,使肢体远端高于近端和心脏平面。2～3 d内水肿就会消退。

为了解除指、趾水肿,仅将石膏远端的边缘切除或伸侧切开是不对的。

三、压迫性溃疡

当病人诉称石膏里有持续性局限性疼痛之时,不要用止痛剂,必须及早在石膏型上开窗。

四、窗口肿胀

见"石膏型的开窗"。

五、肢体畸形

在包扎石膏时没有准确把肢体固定在中立的位置上,使得一部分肌肉紧张,而另一部分松弛,拉紧部分经过多日的固定后,肌肉失去了紧张力,可使该肌肌腱发生挛缩而造成畸形。

如果必要固定在非中立的位置以便整复骨折时,应在患部初步骨性愈合后拆除石膏型,把肢体放在中立或功能的位置上继续固定。

六、神经麻痹

神经麻痹是因石膏长期压迫神经而引起。最常见的是腓骨头部因石膏压迫腓神经而所致的神经麻痹。

七、肌肉的萎缩和关节的僵硬

由于石膏固定后没有鼓励病人作患肢功能锻炼所致。

八、化脓性皮炎

由于劣质石膏刺激而引起葡萄球菌感染所致。

九、胃肠症状

躯干部石膏包扎后往往会发生腹部疼痛、腹部胀气或肠梗阻症状。若出现上述症状可在腹部作干燥的热敷、灌肠、放置肛管排气、保持全身温度等法处理之。

十、坠积性肺炎

躯干部石膏包扎后不起床活动或翻身,常常能引起呼吸系统并发症,所以应鼓励病人多翻身和起床。如偶因其他并发症而不能起床时,应鼓励病人在床上做一切可能做的活动,如深呼吸、肢体活动等。石膏干固前,须注意肢体的保暖。

十一、肾结石

用石膏包扎骨折而不让病人起床,容易发生肾结石。骨骼系统废用而萎缩,大量钙质从肾中排出,尿中钙质增加,因此容易发生钙质沉淀,而形成肾结石。起初肾结石可采用增加饮水量,鼓励病人多活动,管理饮食和使用使尿液呈酸性的药物等治疗。

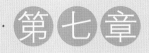

上肢石膏技术

第一节　前臂石膏托

前臂石膏托是石膏包扎技术中最简单的一种。

一、适应证

（1）腕部软组织伤。

（2）腕部急、慢性炎症。

（3）腕骨骨折。

（4）腕部脱位。

（5）尺、桡骨远端骨折。

（6）腕部术后。

二、包扎技术

病人端坐，腕关节略背伸、尺偏位，患肢手掌向下，前臂中立位，屈肘90°，肩外展60°。如果不需要在包扎前牵引整复患部，用健侧手指托住患肢掌心。若需腕部牵引时，通常都用手力，最简单而有效的方法是由牵引医师用一手抓住患肢的第二指、第三指、第四指，另一手握住患肢的拇指；医师两肘部伸直，身体向后倾，利用体重来牵引患肢。同时用1条10 cm阔而坚实的布带来挽住患肢上臂近肘部，布带尽端固定在墙壁拉钩上，以作对抗牵引（图7-1）。在作对抗牵引的布带与患臂之间，用1块15 cm×10 cm×1 cm大小的棉垫作衬垫，以免牵引时引起上臂近肘部的压榨性疼痛。在布带中部竖夹一块20 cm×12 cm×1.5 cm大小的木板，防止牵引时两布带合拢，引起上臂部绞榨。步骤为：手法复位，持续牵引，包扎前臂托。

现以桡骨远端骨折（Colles骨折）和舟状骨骨折为例，来叙述包扎技术。

（1）Colles骨折　患肢牵引、整复以后，在近肘部和腕部包上两层棉纸（图7-2），将一卷10 cm宽的石膏绷带浸泡做条带。石膏条带铺成上宽下窄的长条形（图7-3），宽度为手臂周径的2/3，长度约为肘部到掌指关节处的1.5倍。将做好的条带放在前臂和手的背侧，近端距肘下2横指处，远端过掌指关节1 cm（图7-4）。反折部分斜向大拇指侧的掌腕部，但不要接触尺侧石膏而形成管型，这样便对骨折部造成一个前后石膏夹，固定效果更好（图7-5）。再用纱布绷带螺旋包扎石膏托（图7-6）。在石膏未硬化前用手法加压塑型，以维持骨折端的对位。通常采用三点加压塑型法，以左侧Colles骨折为例说明其操作方法：术者立于患肢外侧，右足踏在方凳上，屈曲右膝部。左手掌托于骨折近端的掌尺侧，置于右膝上。右手掌鱼际部抵于骨折远端桡骨背侧，向掌侧及尺侧加压；并将右手中指伸入患肢虎口，提起手部，使腕关节置于背伸位。同时术者的右前臂掌侧近端抵于伤肢前臂背桡侧近端，即形成三点加压固定（图7-7）。石膏凝固后，伤肢即固定在腕关节背伸尺偏位，此时牵引医师方可逐渐放松牵引。右侧Colles骨折则反之。

（2）舟状骨骨折　包扎方法跟桡骨远端骨折基本相似，但有下列差别：① 桡骨远端骨折须将腕关节固定在伸展的位置（背伸和掌屈之间的中间位置）上，才能有持续牵引来维持体位；而腕骨骨折通常在背伸30°功能位上固定。② 舟状骨骨折须将大拇指近节固定牢靠。操作法是在做前臂托时，将长度再放长10 cm，然后剪下多余部分贴在拇指近节处用绷带固定即可。

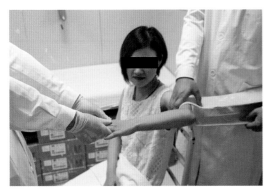

图7-1　腕部牵引

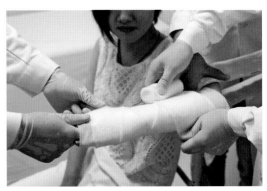

图7-2　前臂包裹棉纸

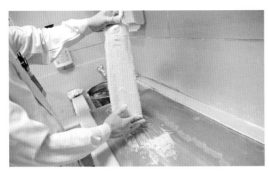

图7-3 石膏条外观

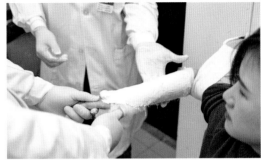

图7-4 前臂石膏托

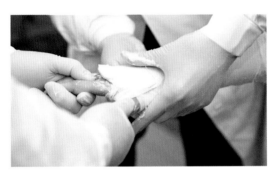

图7-5 前臂石膏托塑形

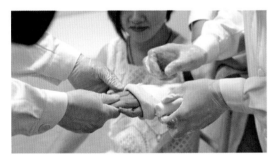

A

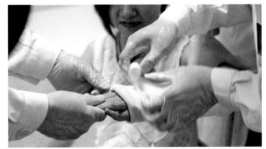

B

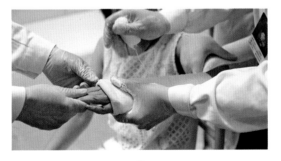

C

图7-6 纱布包扎石膏托（A～C）

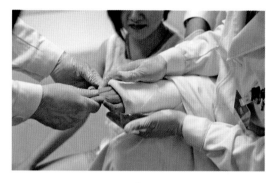
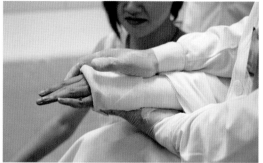

A　　　　　　　　　　　　B

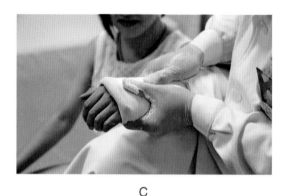

C

图7-7　前臂石膏托三点加压固定（A ～ C）

三、注意事项

（1）前臂托的远端应过掌指关节0.5 cm（图7-8）。如果远端只到达手背的中央，手背没有石膏盖住的部分就可能发生水肿，边缘部还可能发生压疮。

（2）石膏条带宽度要适宜，以保证手部能充分活动。太宽会使拇指不能完全外展，小指近侧关节的屈曲困难，长时间下去可引起手指挛缩。

（3）牵引时不要把病人的小指抓在手掌里牵拉。否则，会增加掌心的凹陷，变狭的手掌使得小指的活动受到限制，还能引起小指的后遗症。

（4）适当地活动手指对患肢的治愈和功能康复非常重要。必须示范给每一位病人看，怎样才是手指的完全屈曲、完全伸展和完全散开（图7-9，图7-10）。在一个完全抓紧的拳头里，手指各关节应完全屈曲且指尖都碰到掌心远侧的横纹（掌骨小头部）。拇指的活动包括掌指关节的对抗活动、外展活动和内收活动。总之，要充分活动肩、肘、指关节，加强肌肉锻炼，促进血液循环，更好地治愈患肢和康复功能。

（5）最后在石膏托靠近掌指关节处的中央用锥子钻一小孔，穿一根细绳，使患肢悬挂高举，以促进血液回流，消除肿胀。

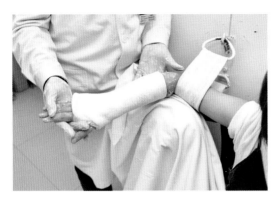

图7-8　前臂石膏托

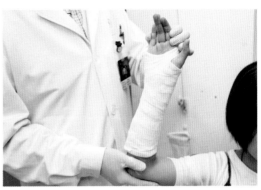

图7-9　手指完全伸展

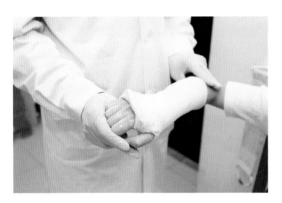

图7-10　手指完全屈曲

视频版请扫描
二维码观看

第二节　石膏指夹板前臂托

由前臂石膏托加上石膏指夹板构成,在手部外伤中有广泛应用,有一定硬度,能确实固定伤指,起到治疗作用;又可根据需要塑型,更好地复位、贴合伤指。

一、适应证

（1）手部软组织伤。

（2）手部急、慢性炎症。

（3）掌指、指间关节脱位。

（4）掌骨骨折、指骨骨折。

（5）手部术后。

（6）手指持续牵引时。

二、石膏指夹板的制作

（1）取20号铁丝折成U形，长度8～30 cm，宽为1.5～2 cm。

（2）用15 cm宽的石膏绷带单层剪成与U形铁丝相当长度，包绕U形铁丝。然后在水中浸一下，用双手拇指和示指向相反方向将水分挤出，使石膏层之间得到黏合。修剪边缘使呈U形，用力抚摩光滑。待晾干或烤干，即可备用（图7-11）。

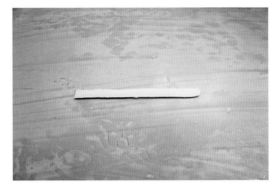

图7-11　石膏指夹板

（3）亦可根据治疗需要将铁丝折成手状，使相邻二指或三指连在一起，治疗多指外伤效果更好。

三、包扎技术

石膏指夹板通常放在掌侧。将事先制作好的指夹板弯成所需的形状，并与患指相适合（图7-12）。在前臂包好棉纸，取1卷10 cm宽的石膏绷带，铺成石膏条。一头先放于手掌侧远端，再放好指夹板，石膏条在近端折回，与远端正好把指夹板夹在当中，然后用纱布绷带固定。石膏托范围从掌指关节起到前臂上

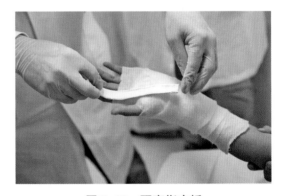

图7-12　预弯指夹板

1/3止，保持指、掌、腕关节的功能位，指夹板远端超过指尖0.5 cm。现以指骨骨折和Benett骨折为例，来说明包扎技术。

（1）指骨骨折　用胶布将患指固定在夹板上。指骨骨折就可很好整复、固定和持续性牵引，牵引力是1 kg左右（图7-13）。

（2）Bennett骨折　不仅需要牵引来矫正短缩，而且还要在第一掌骨基底部加些压力并使拇指外展来矫正脱位：即将指夹板弯成与外展的拇指背侧相适合的形状，经过手背桡侧放置，用石膏托夹住指夹板，固定牢靠，指夹板远端应长于拇指约2 cm，以备牵引用。将一个2 cm×2 cm×0.5 cm大小的棉垫衬放在拇指基底部与夹板之间，

并逐渐加压,向掌、尺侧还纳。再用胶布把拇指固定在相当伸展和外展的位置上(图
7-14)。

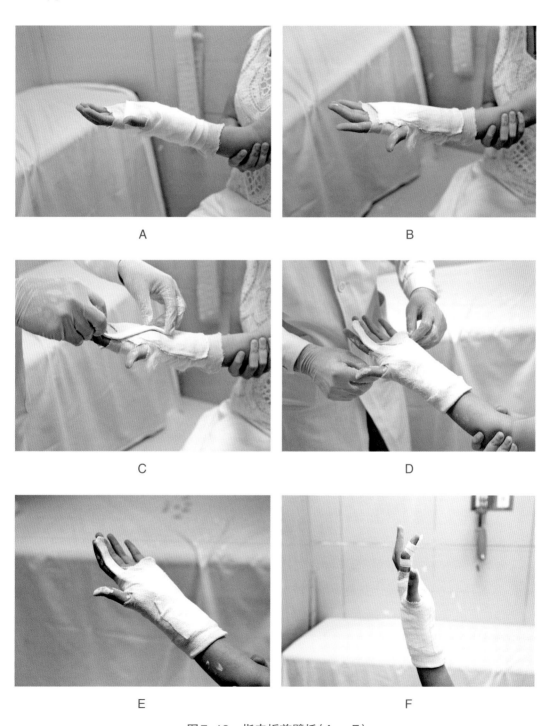

图7-13　指夹板前臂托(A ～ F)

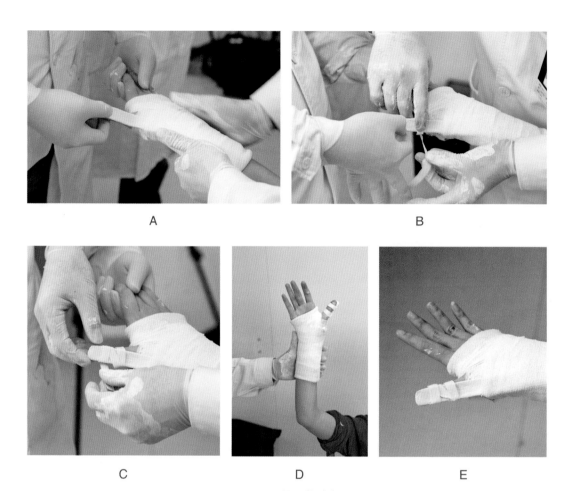

图7-14　Bennett骨折指夹板（A～E）

四、注意事项

（1）石膏在手掌部不能扎得太紧，并保证没有受伤的手指能伸屈自如。

（2）第一掌骨基底部上面没有肌肉覆盖，上石膏时必须衬垫棉纸并小心抚摩，逐渐加压，避免过分压迫。

（3）在手掌或手指掌侧有创伤而须作开放性治疗时，亦可将指夹板放在背侧。

视频版请扫描
二维码观看

第三节 手腕功能石膏架

手腕功能锻炼石膏钢丝支架(伸腕、伸指弹力牵引装置)对手臂伸肌障碍病人有积极的治疗、康复作用,能有效防止手臂部屈肌萎缩,制作简单,使用方便。

一、适应证

(1)桡神经损伤引起的手臂伸肌瘫痪。

(2)手臂外伤所致伸肌障碍。

(3)指、掌、腕关节僵直。

(4)指、掌、腕关节屈曲挛缩畸形。

二、手腕功能架的制备

(1)病人坐位,常规上前臂背侧石膏托,硬化后取下,修削整齐;

(2)取1段90 cm长的硬粗钢丝弯折,再用1卷10 cm宽的石膏绷带将钢丝架包绕到石膏托上;

(3)烘烤3 ～ 5 d,用橡皮筋将帆布指套装上钢丝架,即可备用。

三、使用方法

在患肢前臂包2层棉纸,将已制备好的手腕功能架放上,用纱布绷带或石膏绷带包扎固定牢靠,再将5个手指远端分别套入帆布指套内,调节钢丝架的方向,使橡皮筋保持适当的弹力和需要的牵引角度。频繁地练习屈指、屈掌、屈腕运动,以加强指、掌、腕关节的功能锻炼。用橡皮筋的弹性回缩代替手臂伸肌的作用,练习屈肌,防止肌肉萎缩及关节僵硬、挛缩。且对已僵直、挛缩畸形的关节亦有较好的治疗、康复作用。

四、注意事项

(1)神经修复后,还需继续使用,直至痊愈;

(2)关节挛缩病人,应以宽条指套套住患指中节用较强弹性的橡皮筋牵拉,并使橡皮筋和患指始终保持直角。矫正后,还须维持牵引一个时期;

(3)在使用手腕功能架过程中,主动活动和被动活动可兼用,还可配合使用理疗,锻炼恢复中的肌肉,改进肢体的功能。

第四节　前臂石膏型

一、适应证

与前臂托相仿。一般用于需要较长时间固定和确实可靠固定的病人,如桡骨远端骨折消肿后,部分腕骨骨折及月骨缺血性坏死等。

二、包扎技术

病人体位与包扎前臂托一样(图7-15)。在前臂近端和腕部包2层棉纸,用半卷10 cm宽的石膏绷带做1条带放在前臂背侧(图7-16)。沿掌横纹至虎口放1条15～20 cm长的纱布条,并与背侧石膏黏牢,以固定腕部,防止掌屈、旋转。用剩下的半卷石膏绷带环形螺旋包扎,每一层覆盖上一层的1/2,边包扎边抚摩,再用1卷10 cm宽的石膏绷带螺旋包扎加固。因前臂近端比远端粗,在包扎过程中要把每1层石膏绷带螺旋的松离部分在石膏条带外面折叠,并在石膏型的起始部和腕部多包几层(图7-17)。包扎完毕石膏尚未硬化,便可采用手法三点加压塑型,以维持骨折端的对位(方法同前臂托)(图7-18)。最后与前臂托一样穿孔系绳,交待注意事项。

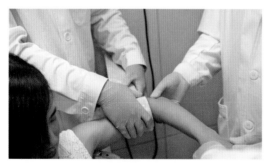

A

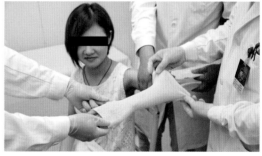

B

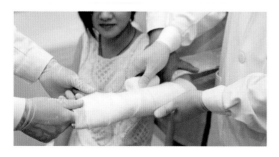

C

图7-15　患肢牵引、整复及包裹棉纸(A～C)

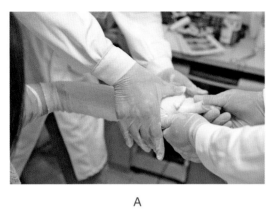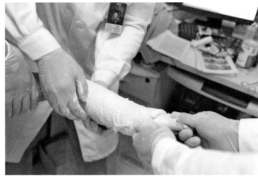

A   B

图7-16　前臂前侧放置石膏绷带（A、B）

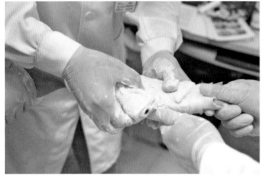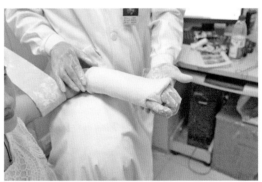

A   B

图7-17　前臂石膏管型（A、B）

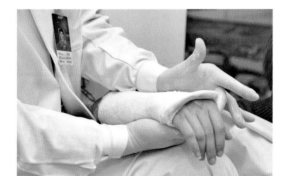

图7-18　三点加压塑型

三、注意事项

（1）前臂石膏型最重要的是三点加压塑型，能有效固定骨折部位，防止移位和短缩畸形。必要时示指、中指加铁丝指夹板持续牵引。

（2）掌心石膏应至掌横纹处，并保证能完全握紧拳头。

（3）舟状骨骨折应以带拇指近节的前臂石膏型固定10～12周为宜，在前臂石膏型的基础上加贴一小块石膏条于拇指近节处，再用石膏绷带包绕两圈抹平即可。腕关节于功能位，拇指取对掌位。

视频版请扫描
二维码观看

第五节　上肢石膏托

一、适应证

主要用于治疗前臂中下1/3至上臂中上1/3的损伤。如：① 肿胀的上肢骨折病人；② 肘关节后脱位复位以后，一定要用上肢托固定3周。

二、包扎技术

病人体位与包扎前臂托一样。范围从肩峰下8～10 cm处到掌指关节过0.5 cm。肘关节屈曲90°，腕关节背伸30°，前臂中立位或根据病情需要置于某种特殊位置。在上臂近端、腕部各包两层棉纸，取2卷10 cm宽的石膏绷带浸泡做条（上宽下窄，8～10层），敷于上臂的外侧和前臂的背侧，于肘部弯角处将石膏条从内侧剪开2/3，上下重叠，并与肢体紧贴。手部多余石膏条剪下贴到肘关节处，加强该部位。用纱布绷带螺旋包扎，将石膏托整个固定在肢体上，摩平、塑型，维持到硬化，打洞穿绳，交待注意事项。

视频版请扫描
二维码观看

三、注意事项

（1）膏托太短是最常见的错误。不能有效固定并会压迫桡神经，引起麻痹。

（2）肱骨髁部、尺骨鹰嘴没有肌肉覆盖，应很好地抚摩，避免过分压迫。

（3）患肢消肿后，石膏托松动应更换。

第六节 上肢石膏型

一、适应证

（1）前臂或肘部肌腱断裂。

（2）1根或2根前臂骨骨折。

（3）肘关节骨折。

（4）肱骨髁部和髁上骨折。

（5）前臂、肘部矫形外科术后。

二、包扎技术

基本方法同上肢石膏托。具体方法要根据各种伤患的情况而稍有不同。现选择两种情形来说明：

1. 前臂骨干骨折

病人体位与包扎上肢托一样。局麻下牵引 5 ～ 15 min，整复骨折端，再把牵引布带换成纱布绷带维持牵引。在肱骨近端、腕部包上两层棉纸，用1卷10 cm宽的石膏绷带做条放到前臂和上臂的伸侧，剪下多余部分贴在肘关节两旁。再用2卷10 cm宽的石膏绷带螺旋包扎固定（图7-19）。牵引的绷带不必抽出，剪去两端包埋在石膏型内。

如果骨折有侧方移位，两前臂骨之间的距离变狭，应将前臂石膏前后压扁，并用1根10 cm长与铅笔相似的小木棒，放在石膏型前臂背侧的上1/3处，紧紧地压入石膏型内呈凹陷状，把骨间膜撑开，以维持两前臂骨在分开的位置上。

前臂骨的旋转和粉碎性骨折，易引起伤肢短缩，所以在包石膏型时，必须找到两个固定点来维持：尺、桡骨茎突是远端的一个固定点。近端固定点可用如下办法形成：当对抗牵引的布带换成纱布绷带时，在肘关节呈直角的情形下，用1卷10 cm宽的石膏绷带做一个比上肢托短的石膏条带，放在前臂的桡侧直抵上臂的屈侧，即牵引绷带着力处，并与肢体密贴，再用半卷10 cm宽的石膏绷带作上肢石膏型包扎，抚摩，塑型直至硬化。这样包扎的石膏型就有了两个固定点，前臂骨就不至于再短缩了。

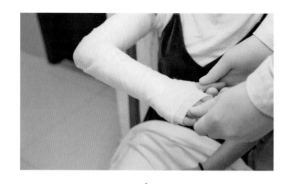

还须恢复尺、桡骨正常向掌侧凹陷的生理弯曲。方法是在石膏尚未硬化以前，由包扎医师用一手手掌放在骨折线处的掌侧作支持，另一手臂放在前臂骨骨折线的远端和近端背侧向下压，直到正常生理弯曲恢复为止。

A

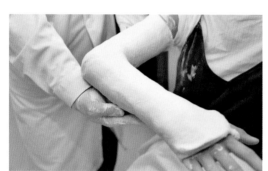

B

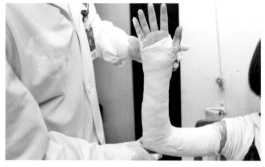

C

图7-19 上肢石膏型（A～C）

2. 肱骨髁上骨折

多见于儿童，局部神经血管密集易遭损伤，如治疗不当可引起缺血性挛缩和肘内翻畸形。

治疗时为防失误，长征医院骨科通常的做法是有移位者大多需住院治疗观察，先行尺骨鹰嘴克氏针牵引3～5 d，待肿胀消退后麻醉下手技复位＋上肢石膏型＋外展飞机架固定6周。

下面以伸展型骨折为例介绍具体操作步骤。

（1）病人（儿童）全麻下，仰卧在手术床上，装上贝乐上肢螺旋牵引架，将牵引弓固定在拉钩上，螺旋牵引，助手将患肢肘关节屈曲到80°。复位方法：术者一手掌置于鹰嘴部，一手掌抵于肱骨前侧下1/3处骨折近端，用力挤压以矫正伸展型骨折常见的骨折远端向肘后移位的畸形。

（2）包扎上肢石膏型，在石膏尚未硬化前，像复位法一样进行石膏型塑型直至硬化。

（3）石膏硬化后，拔出克氏针，把患肢放在外展架上，腕部垫高3～5 cm，有利于减少肘内翻的发生机会。睡觉时保持患肢高于心脏水平，防止肿胀。

三、注意事项

（1）前臂骨折必须固定腕部，因为尺桡骨茎突可成为患肢的远端固定点；

（2）石膏固定必须达到规定的长度范围，并很好塑型，保证治疗效果，减少并发症。

视频版请扫描
二维码观看

第七节　外展飞机架石膏

外展飞机架石膏，简称外展架或飞机架（图7-20）。

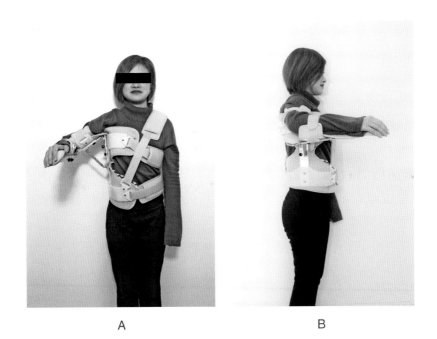

A   B

图7-20　外展架（A、B）

一、适应证

（1）肿胀较重的上肢闭合性损伤。

（2）肱骨骨折合并桡神经损伤。

（3）肱骨大结节骨折、外科颈骨折,在上臂外展时有良好复位者。

（4）有移位的肱骨干骨折,在肩部外展中间位有良好复位者。

（5）肱骨髁上骨折已复位并包扎上肢石膏型后。

（6）肩胛骨骨折。

（7）臂丛牵拉伤。

（8）严重的上臂或前臂开放性损伤。

（9）肩、肘关节化脓性关节炎。

（10）肩、肘关节结核。

（11）肩部、上臂部矫形外科术后。

二、包扎技术

制备一个大小合适的外展架。病人端坐在无靠背的凳子上,用1条状棉垫置于健侧肩部贴胸背斜向患侧髂前上嵴处;再用1卷15 cm宽的棉纸环状包绕胸腰部,在腋窝部放一棉垫。使患肢外展后把外展架放在下面,由站立在患侧的助手向上托住。然后由包扎医师矫正患肢位置,通常维持上臂在外展90°,前屈30°～45°,屈肘90°,前臂中立位,腕关节功能位,并调整好外展架。这时让病人撑开拇指,正对其口部。如病人麻醉尚未清醒,可仰卧位,用枕头把病人的颈部和臀部垫高约15 cm,躯干部悬空,在助手的扶持下即可包扎。

包扎步骤如下。

① 用1卷15 cm宽的石膏绷带制作一长条,对合后斜放于健侧肩部的棉垫上,两端拉紧绞合后固定于患侧外展架下端的铁丝夹板上（俗称武装带）;② 用1卷10 cm宽的石膏绷带沿武装带重复加固包扎,再用2卷15 cm宽的石膏绷带环胸、腰部包扎,同时将衬垫棉纸翻边压下,使石膏边缘光滑免伤皮肤;③ 在肩、胸、腰部固定后,外展架已很稳固地绑在病人身上,至于患肢的固定,根据具体情况而有所不同。

三、注意事项

（1）武装带承受着整个外展架和患肢的重量,所以该带要坚固,宽窄适宜。

（2）在外展架上作上臂的持续性牵引时,患部应经常作X线检查,根据情况变化及时调整。

（3）外展架包好后,应鼓励病人离床行走,睡觉时垫高外展架的肘部,促进血液回流,防止患肩过分后伸或武装带断裂。

第八节　对肩贴胸石膏

一、适应证

适用于肩关节1个月左右时间固定的伤患,如:① 肩部和上臂部软组织伤;② 肩部伤患;③ 肩关节脱位;④ 肱骨上端外展型骨折;⑤ 肩部和上臂部矫形外科术后。

二、包扎技术

病人端坐,在腋窝放一棉球、肘部放棉垫,并将患肢手掌搭放于对侧肩部,肘部贴胸(图7-21)。用一长条棉垫置于健侧肩部贴胸背斜向患肢肘部;用1卷15 cm宽的棉纸环胸背部包好(图7-22)。

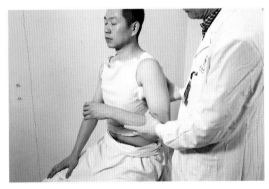

图7-21　对肩贴胸石膏体位

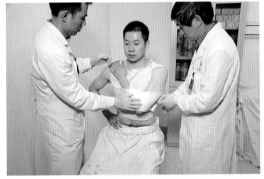

图7-22　绵纸包扎

石膏包扎方法:① 用1卷15 cm宽的石膏绷带铺成一长条,两侧对合,中央不折。抹平后将石膏条中央放在患肢肘后部,贴胸背斜向健侧肩部,相应抽紧,两端黏牢于健肩,即武装带(图7-23)。再用1卷10 cm宽的石膏绷带加固。② 用2卷15 cm宽的石膏绷带环胸背部包绕,每层相互重叠1/2,抚摩、塑型、修整。③ 用1卷10 cm宽的石膏绷带将衬垫棉纸翻边压下,使石膏边缘光滑免伤皮肤。

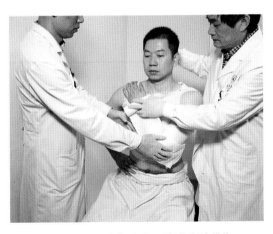

图7-23　对肩贴胸石膏"武装带"

三、注意事项

（1）对肩贴胸石膏在躯干部不可包得太短或太松，以免影响患肢的固定。

（2）武装带在健肩部为肩宽的1/2。

（3）患肢腋窝要放棉球隔开皮肤，防止出汗发炎。肘部也要放棉垫并很好塑型，以减少并发症。

（4）患肢肩部和手腕部不要包在石膏内，并鼓励病人经常活动手腕。

视频版请扫描
二维码观看

第九节　U字形石膏

一、适应证

用于无明显移位或经其他疗法治疗后而行保护性治疗的肱骨中、下1/3骨折。

二、包扎技术

病人端坐，患肢下垂，前臂由助手把持，用1卷10 cm宽的棉纸包绕患肢肩部、上臂和肘部。再用1卷15 cm宽的石膏绷带做成85～90 cm长的石膏条带，放在上述部位，使之呈"U"字形——从患肩部经过上臂内侧、前臂近肘部，折经上臂外侧，至患肩部，在患侧颈根部抚摩成型。将石膏在肘部两侧剪口，并与肘部密贴。然后用纱布绷带在上臂部螺旋形包扎，肩部作上行性人字形包法。

三、注意事项

（1）不要在骨折整复后立即作石膏绷带的"U"字形包扎，以免骨折端的再移位；

（2）老年人不要长期使用肩"U"字形石膏，以免骨折愈合后患肢不能外展。

第十节　横8字形石膏

一、适应证

（1）锁骨骨折。

（2）肩锁关节脱位。

（3）肩锁部伤患。

（4）肩锁部矫形外科术后。

二、包扎技术

病人端坐在凳子上，挺胸、两手撑腰、上臂外展60°，局麻后术者站在病人背后，右足踏在凳缘，屈膝后以膝顶在病人两肩胛骨之间，并用两手分别握住病人两上臂前外侧，用力将两侧肩部向后、上、外方牵拉，即可矫正短缩、成角和侧方移位。

石膏包扎步骤：① 用1卷10 cm宽的棉纸绕两侧肩部、腋下作横 "8" 字形包扎，即由右肩胛骨上方经右肩部前面绕过右腋下，沿背部斜上行到左肩，再在左肩前面转经左腋下贴背部斜上行到右肩部，2条带在背部中间交叉，这样从背后看上去像横 "8" 字形（图7-24）；② 令一助手蹲在病人前面，双上肢交叉以两手中指、示指分别置于病人两侧腋窝前下方，让全部石膏绷带经过中指、示指上面缠绕（图7-25）；③ 用

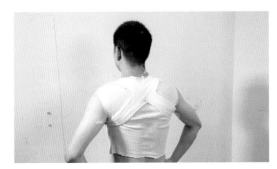
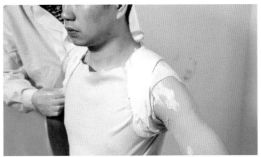

A   B

图7-24　横 "8" 字形石膏（A、B）

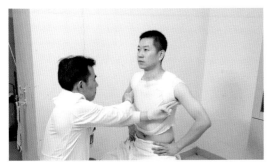
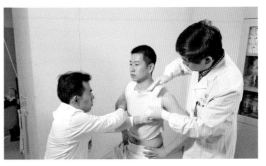

A   B

图7-25　中指、示指置于病人两侧腋窝前下方（A、B）

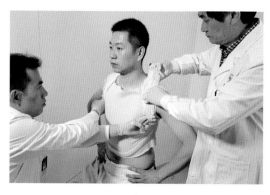
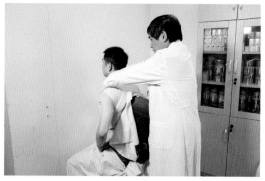

A   B

图7-26　横"8"字形石膏塑型（A、B）

2卷10 cm宽的石膏绷带覆盖棉纸包扎的路线，相应拉紧并在患处来回折叠几下以增强局部的坚固度，如此反复包扎5～8层，抚摩、塑型，使其很好地和躯体密贴；④沿石膏边缘将棉纸翻折，捏扁腋部石膏，并按上述姿势术者把两手掌分别放在病人两侧肩部前面的石膏上，将两肩向后扳；同时助手用力屈曲中指、示指，并持续向前下方牵引，定位至石膏硬化。最后修削检查，交待注意事项。

三、注意事项

（1）助手工作很重要，做得好能避免腋部血管、神经受压，保证上肢下垂。

（2）石膏包扎不可太松，以免患肩下沉而使骨折再移位，也不可太紧，防止血循环障碍和神经麻痹。

（3）病人卧床休息时应在背部中间垫一小枕，使两肩部后展，有利于骨折的复位和维持。

视频版请扫描
二维码观看

第八章
下肢石膏技术

第一节　小腿石膏托

一、适应证

（1）适用于跖骨、跗骨、趾骨骨折、内外踝及跟骨骨折。

（2）踝部扭伤、挫伤。

（3）踝部疾患及该部术后固定。

二、包扎技术

包扎范围从胫骨结节平行于后侧到趾端、跖侧过趾尖0.5～0.8 cm，背侧到跖趾关节，足趾背侧外露，以便于观察足趾皮肤颜色和活动情况，小腿两侧要超过周径1/2，固定才牢靠。包扎时病人平卧于石膏床上，患肢髋关节和膝关节屈曲位，使肌肉完全放松，前足既不外翻，又不内翻，踝关节保持在90°位上。

石膏包扎步骤：

先在胫骨结节部及踝部的骨隆突起部位包两层棉纸，以免石膏干固后磨破皮肤（图8-1）。取1条15 cm宽石膏条托（长短尺寸预先量好，厚度为8～12层，近端宽，远端窄）贴敷在小腿后侧及足跖侧，近端不要压迫腓骨小头部，远端多余的部分可暂时翻搭在足背上，剪开跟部石膏条托两侧的皱褶部分，并随即将其重叠摩平，使条托与肢体密贴。再用1条宽10 cm，长60 cm的石膏条托作足跟部U形贴敷于小腿内外侧摩平后,再将搭于足尖部的石膏条托加以翻下加厚跖侧,足尖部超过0.5～0.8 cm,抚摸成型。成型后就可用浸泡过水的纱布绷带挤干,把石膏托和小腿固定住,不过包扎时在踝部、足跟部和足部,不要抽得太紧,如果抽得太紧,会影响血液循环(图8-2)。用两手拇指塑出足底的横弓,用手掌大鱼肌塑出足底的纵弓,踝关节必须在中立位上,维持到石膏硬化为止(图8-3)。外面再用1卷干的纱布绷带从近端开始重新包扎一层至足跖部。石膏托的近端不应太短,若使小腿肌肉凸在石膏托上缘上面,将会导致肌肉水肿。石膏托的远端必须超过足趾尖0.5 cm,若要是足趾尖露在外面,就容易引起足趾的屈曲挛缩。

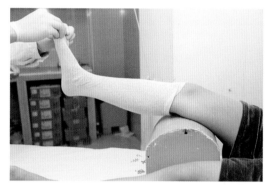

图8-1　骨隆突出部位包两层棉纸

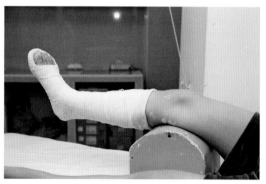

图8-2　纱布绷带固定石膏托

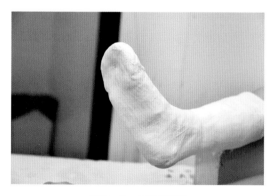

图8-3　足底塑型

视频版请扫描
二维码观看

第二节　小腿石膏型

一、适应证

与小腿石膏托相同,一般用于患肢肿胀消退后作较长时期固定。

二、包扎技术

范围与体位与小腿石膏托相同。

石膏包扎步骤：

先在胫骨结节部及踝部的骨隆突起部位包2层棉纸，以免石膏干固后磨破皮肤。取1条10 cm宽石膏条托（长短尺寸预先量好，厚度一般在6～8层）贴敷在小腿后侧及足跖侧，将远端多余的部分可暂时翻搭在足背上，剪开跟部石膏条托两侧的皱褶部分，并随即将其重叠摩平，使条托与肢体密贴。继用3卷泡透的石膏绷带卷，由肢体近端向远端逐层缠包，先在胫骨结节部棉纸上缘下1～2 cm处缠包2圈，以后逐步向下缠包。包扎无衬垫石膏型时，只可把石膏卷沿顺肢体的表面滚动推进缠包，不可抽拉，以免导致石膏型松紧不一引起血液循环障碍。缠包的每圈都要压盖上一圈的1/2，这样整个肢体每缠包一次就增厚2层石膏绷带。待第1卷石膏绷带缠包到足部时，应将搭在足背上的石膏条托从趾尖上0.5～0.8 cm处再翻折加厚到跖侧部，使足趾背侧外露（从跖趾关节背侧开始）（图8-4）。在缠包由粗变细的肢体时，如右手持石膏卷进行操作，左手拇指在肢体后侧将松离的石膏绷带折回于石膏条托上，摩平，并保持缠包在肢体的石膏绷带经纬线垂直。回折石膏绷带须在小腿后侧石膏条托上，并顺手将它摩

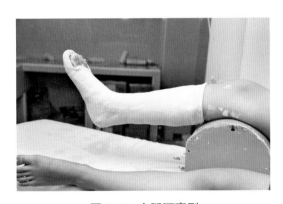

图8-4　小腿石膏型

平、摩光，保持全部石膏的坚实。且要注意包石膏绷带卷是以滚动式在肢体上向下缠包，在踝关节处可采用"8"字法缠包，并要多缠包2圈加强石膏型牢固，不要把这部位包得太紧。如有的部位石膏卷抽得太紧，可用剪刀适当地剪开一个口，使抽紧部松解。足跖部石膏要加厚，应作几次来回折转，增强其坚固程度，有利于足底塑型，防止足趾下垂。足趾背侧不要包，保证足趾能自由伸展活动，并借以观察足趾末梢血液循环。

三、注意事项

在石膏型包扎中、包扎完毕而石膏硬化前，应随时抚摸，使每层绷带之间密贴，不留气泡，须随时注意保持正确的体位，直到石膏型完全硬化为止，同时将内外踝和足

底部石膏塑型，以保持足弓，即用两手拇指塑出足底的横弓和用手掌大鱼肌塑出足底的纵弓。

视频版请扫描二维码观看

第三节　步行铁脚的装置

用小腿石膏型治疗骨折时，在石膏型干固后几天内，就应该让病人起床下地活动，以促进骨折愈合，并达到功能康复治疗的目的。

一、铁足制法

以60 cm×2 cm×0.2 cm普通铁板条1根，将铁板条弯成U字形，"U"字的两臂长短相等。两臂间的宽度以正好能夹在石膏型的两踝上为宜。将其弯成与石膏型外观一致，呈凹凸形状，铁板条放在石膏型上很服帖，双踝无受压感。

二、安放位置

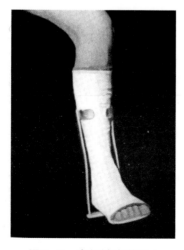

图8-5　步行铁脚装置1

U字铁条的纵轴应放在小腿石膏型的轴线上，也就是说放在沿小腿下行通过踝部的直线上，这样正好与足的横轴垂直（图8-5）。通常石膏型的足底与铁板条弯曲部的顶点间的距离，与病人皮鞋后跟的高度相等，大约是2横指的距离。

三、包扎法

铁板条放在正确的位置后，用1卷10 cm宽较湿的石膏绷带卷包扎固定。固定的主要部位是铁板条两端，否则铁板条的两臂在行走负重时就会向上移动。铁板条两臂以螺旋形包扎，直到足底附近时用石膏绷

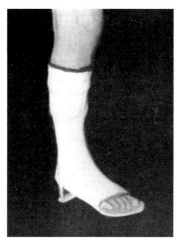 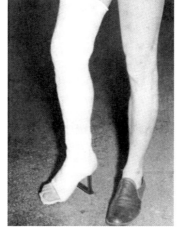

图8-6 步行铁脚装置2 图8-7 步行铁脚装置3

带卷穿过足底的铁板条环,再折回包扎,以使两踝在这里亦能固定,防止铁条向前后倾倒(图8-6)。

待石膏完全干固后,可让病人下地练习行走,行走时用铁足向外旋转动,否则易跌倒(图8-7)。为防止病人在光滑的地面上行走时滑倒,可在铁足接触地面部用橡皮或毡垫包住。

第四节　小腿石膏加长法

小腿骨折后有轻度畸形时,可先包膝下石膏型,在石膏将要硬化时,用手法复位矫正畸形,待石膏完全硬化后,再把小腿石膏型加长为下肢石膏型,达到骨折必须固定的范围。

加长时须将胫骨结节部、膝关节部及大腿根部用棉纸环形包2～3层,以防石膏边缘磨破皮肤,然后用15 cm宽做1块梯形石膏条带,近端厚、远端薄,放在大腿后侧,其下端要盖住原来的小腿石膏型,直到小腿中部,把这条带与肢体抚摩成型,按照所需包扎的范围取2～3卷15 cm的石膏绷带卷作大腿部螺旋形包扎,使小腿和大腿的石膏型连接,保持膝关节功能位,石膏绷带在该部与肢体密贴塑型,但注意不要有压迫点发生。而学龄前儿童的膝关节则可屈曲得大些,甚至可达90°。

第五节　下肢石膏托

一、适应证

（1）膝关节疾患。

（2）膝关节挫伤、扭伤。

（3）膝关节炎症。

（4）小腿部青枝骨折。

（5）股骨髁部骨折。

二、包扎技术

包扎范围从大腿根部腹股沟以下至足趾尖部、膝关节和踝关节保持在功能位上。包扎步骤：

病人平卧于石膏床上，助手用手掌托住患肢膝关节和踝关节，使膝关节维持功能位，踝关节90°，在起始部和骨隆突部包好棉纸后，用15 cm宽的石膏绷带做成比包扎范围略长的上宽下窄的、厚至少12层，超过肢体周径1/2的宽度石膏条托，放于患肢的后侧——从大腿根部到足趾末端外0.5 cm，远端多余的石膏条托可翻搭在足背上后再折回（图8-8）。石膏条托的上端令助手用手掌托住，在踝部像小腿石膏托一样剪口，并将其重叠持平。然后再加1条10 cm宽的石膏条带作跟部U字贴敷，与小腿托一样固定，加强踝关节牢固度。把用浸泡过水的纱布绷带挤干，把石膏条托与肢体固定住，与小腿石膏托一样固定（图8-9）。

单纯固定膝部的下肢石膏托，可不必包到足尖部，仅达踝上2～3 cm就可以了。

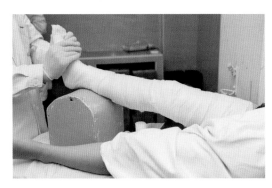

图8-8　棉纸保护

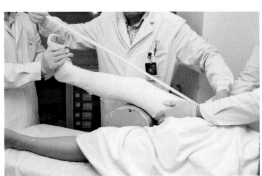

图8-9　下肢石膏托

第六节　下肢石膏型

一、适应证

（1）胫腓骨骨折。

（2）胫骨平台骨折。

二、包扎技术

包扎范围从大腿上端根部至趾端，膝关节以下的部位同小腿石膏型的包扎法。病人平卧于石膏床上或下肢螺旋牵引架上，使膝关节屈曲15°（小儿可以大一些），踝关节呈90°，下肢保持在中立位。

包扎步骤：

先在大腿上端根部、膝部及踝部各包2～3层棉纸，取1条15 cm宽的石膏条托，近端较宽、远端窄，长度预先量好，贴敷在患肢后侧及足跖侧，即从大腿上端棉纸上缘下1～2 cm处开始，经腘窝与足跟部直到跖侧，远端多余的石膏条托可暂时翻搭于足背上，剪开踝部石膏条托两侧皱褶部位，随即将其重叠摩平，使条托与肢体密贴。继用泡透的15 cm宽的石膏绷带卷，由大腿根部向远端逐层缠包于小腿下1/3处，改用10 cm的石膏绷带卷向下缠包，包扎方法同小腿石膏型（图8-10）。一般成人需4～5卷15 cm和2卷10 cm宽的石膏绷带卷。

三、注意要点

除与小腿石膏型相同处，还要加固膝关节部位石膏卷的包扎，并把膝部抚塑成型（图8-11）。待石膏型包扎完毕后，测量一下下肢的轴线是否在一条线上（测量方法

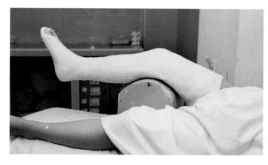

图8-10　下肢石膏型

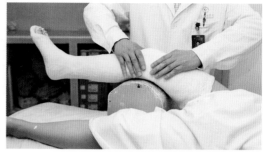

图8-11　下肢石膏型膝部塑型

是从髂前上嵴开始,经髌骨中央到第1～2趾蹼间)。

视频版请扫描
二维码观看

第七节　下肢石膏筒

它的优点是可使患肢踝关节和髋关节自由活动,能穿鞋袜和行走。

一、适应证

(1)用于单纯性无移位的髌骨骨折。

(2)髌骨骨折经手术复位内固定之后。

(3)膝关节脱位或伴关节周围韧带扭伤整复后的外固定。

二、包扎技术

包扎范围从大腿上端根部开始下达踝上2横指处。膝关节屈曲程度可根据膝部损伤情况来安置固定的位置。

包扎步骤如下。

在大腿根部、膝部及踝部各缠2层棉纸，取1条15 cm宽的石膏条托，近端宽远端窄，长短合适，贴敷于下肢后侧，使石膏条托与肢体密贴平服，用泡透的15 cm石膏绷带卷缠包，对膝部要多加固2层，边包扎边摩平，使每层绷带之间密贴，不留气泡，在石膏硬化前对大腿内侧、髌骨上下缘、胫骨前缘部均将石膏抚摸塑型。一般用15 cm宽石膏4卷。

三、注意事项

要加强功能锻炼，预防肌肉萎缩。如石膏型松动，要随时更换，以免发生石膏型往下沉，影响行走，或引起踝部疼痛。

第八节　下肢髋人字石膏（穗形石膏）

一、适应证

（1）髋关节疾患及脱位的手术后。

（2）股骨颈骨折行内固定术后（40岁以下中青年）。

（3）股骨疾患及骨折和骨盆骨折经过牵引治疗后。

二、包扎技术

（一）物品准备

需大号棉纱套一段（躯干部），16 cm×10 cm×1 cm的棉垫3块，各缝置于两侧髂前上嵴及尾骶部。20 cm×5 cm×1 cm棉垫2块，放置于两侧肋缘部；50 cm×5 cm×1 cm长棉垫1块，放置于经患肢腹股沟内侧缘环形固定于大粗隆上端部。并备好缝针、线、剪刀、小刀、石膏绷带卷、水桶2只及石膏牵引床等物。

（二）包扎范围

石膏范围上起胸部乳头处，下至足趾尖（与小腿石膏型同）。单侧髋人字形石膏从乳头处，经胸腹部，包括患侧髋关节及整个下肢。健侧至腹股沟韧带上缘，使髋关节能屈曲90°，会阴部及肛门外露。

（三）体位

病人平卧于石膏牵引床上，两下肢根据患肢固定的需要适当外展固定于牵引架上，髋关节前屈15°～20°，亦可根据病情需要下肢外展内旋位固定（图8-12）。小儿

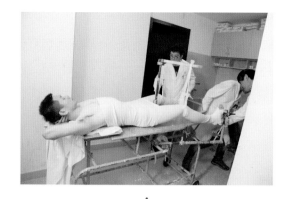

A

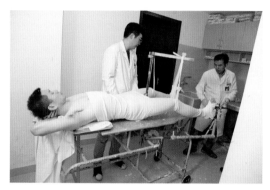

B

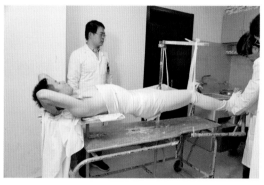

C

图8-12 下肢外展内旋位固定（A～C）

放置专用小儿臀托架和木凳上进行包扎，但双下肢由助手外展牵引固定。

（四）包扎步骤

（1）将棉纱套套于躯干及骨盆部，并将会阴部缝1针连起拉平纱套，将两侧髂前上嵴及尾骶部分别缝棉垫1块，患肢腹股沟内侧缘环形固定1条长棉垫，两侧肋弓缘各放1块短棉垫，可用胶布固定。整个患肢用棉纸缠包2～3层（图8-13）。

（2）将整个石膏型分2段包扎，先包扎胸腹部及踝关节以上的部分。用泡透的15 cm石膏绷带卷沿应包扎范围，缠包1～2层，固定各部衬垫物。由助手连续制备15 cm石膏条托，包扎躯干部及患肢，石膏条托的长度比病人胸腹围略长10～20 cm。将做好的石膏条连续

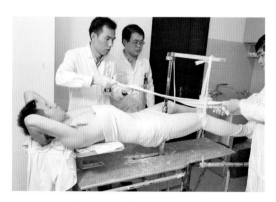

图8-13 棉纸包扎患肢

交给包扎医师，由术者接住后将石膏条的一端经病人背部递给站在对侧的助手，两人拉住条托并紧贴腰背后侧部向胸腹部作环形缠包，使条托的两端在病人躯干前面重叠。环形条托的松紧度正好与病人吸气时胸围相等，也就是在病人平稳地吸气时医师就抽紧石膏条托，并抚塑成型。用同样方法取第2条，渐次由躯干的上端向下缠包

到会阴部,使整个躯干按包扎范围所覆盖一层。每一条托大约把上一条覆盖1/2。在条托连接处要摩平无空隙。髂腰部抚塑成型。取4条石膏条托,分别放置自髂腰部至小腿下端处,先从大腿前侧、外侧、后侧放置后摩平,最后一条放在下肢内侧,从腹股沟韧带后缘以下至小腿下端,然后用15 cm宽的石膏卷作缠包,松紧适度,边缠包边摩平边塑型(图8-14)。

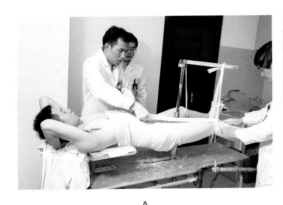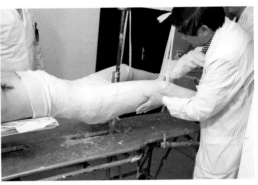

A	B

图8-14 制作髋人字石膏(A、B)

(3)备2条特长的石膏条托,一条的一端放置于健侧的髂前上嵴经患侧大粗隆绕过腹股沟韧带下缘部作环形缠包后转向尾骶部。另一条从健侧髂腰部经尾骶部绕过患侧大粗隆作环形包扎后转向患侧髂前上嵴至健侧(亦就是"8"字包扎法)。

(4)再备4～5条15 cm宽的石膏条托,作第2层躯干部环形缠包,使条托的两端在病人躯干背部重叠。

(5)为加固患侧髋部石膏型牢度,再覆盖3条短宽的条托,分别纵形放于前侧、外侧、尾骶部,连接处要摸平服帖,无空隙,待石膏硬化后即按包扎范围要求进行修削,修削时要小心不要把纱套划破,并把纱套边向外翻于石膏型上,使皮肤与石膏边缘光滑,再用1～2卷石膏绷带卷作螺旋形缠包,抚摸光滑。

(6)解除下肢牵引架,把病人搬到推车上,腰部及膝部用适合的枕头垫好,防止石膏型折断。把足踝部用棉纸多缠绕几层后,做1条10 cm宽的石膏条托,然后用10 cm宽的石膏卷包扎,方法与小腿石膏型相同。

(7)修削工作:腹部开一个纵椭圆形洞(上缘在剑突,下缘于脐下2横指处)(图8-15)。

三、注意要点

在包扎前要注意病人髋关节外展角度及膝关节屈曲的位置,包扎过程中对髋部及大腿上端要包扎得相当坚固,并与身体密贴。包扎后平卧于木板床上,腰部、膝部、踝部要用软枕垫好(图8-16),不要让病人翻动,以免石膏型折断。

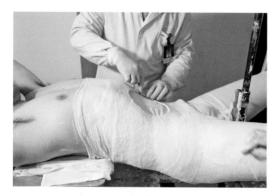
图8-15　腹部开椭圆形洞

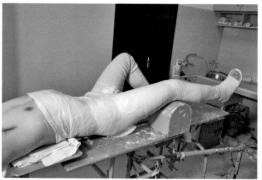
图8-16　髋人字石膏

视频版请扫描
二维码观看

第九节　蛙式石膏

一、适应证

用于小儿先天性单侧或双侧髋关节脱位与半脱位,经手法复位及手术切开复位后作固定。

二、包扎技术

(一)物品准备

特制小儿臀托架、小木凳(放置于手术床上)、升降台、中号棉纱套一段,以及包扎所用的其他物品。

（二）包扎范围

躯干部上至乳头线平行，两侧髋关节和下肢到踝上2 cm（小腿下端），会阴及肛门外露。

（三）体位

在全麻下进行手法复位，双侧髋关节屈曲牵引后外展，外翻位成90°，膝关节屈曲成90°。双侧足部向外旋转位，呈蛙式形。复位后将患儿尾骶部放置于臀托架上，头及上背部放置于小木凳上。由助手将双侧前臂搁在升降台上，同时两手分别把住患儿踝部，使髋关节及膝关节不移动，保持上述的位置，即可包扎石膏。

（四）包扎步骤

麻醉前先将棉纱套套于躯干，复位后即用棉纸缠包躯干及双侧髋部和两下肢2～3层。然后用1～2卷15 cm宽的石膏条托作胸腹部环形包扎，两端的条托重叠于胸腹部。备10 cm宽较长的石膏条托从中端放置于骶部经双侧大腿外侧绕过髌骨的大腿内侧至腹股沟处。备2条同样宽度分别放置于两侧腰部经髋关节和大腿前侧转向小腿下端，条托长度适当。然后用10 cm石膏卷缠包胸腹部及两侧髋部及下肢。备2条特长条托以"8"字形包扎法将两髋关节坚固包扎。边包扎边抚摩，使其平滑，待石膏硬化后进行修削。

三、注意要点

患儿在包扎前要注意髋关节复位的程度及大腿外展，外翻的角度和膝关节屈曲的位置，包扎过程中对髋部及大腿上端部要包扎得相当坚固与身体各部密贴。另备1根50～60 cm长小木棒，待石膏型硬化后，横放于两侧膝关节下部，将木棒固定于两侧石膏型上，这样是一种加固蛙式石膏型的办法。注意避免小儿尿液外溢于石膏型上，因为尿液浸湿会使石膏软化，也就起不到固定作用。如发现尿液浸湿使石膏型软化现象应及时更换石膏，以维持复位后固定作用。

第九章
躯干部石膏技术

第一节　石膏床

一、适应证

（1）脊柱脱位、骨折和其所引起的下肢截瘫，在脱位或骨折整复后的固定。

（2）脊椎急性或慢性炎症（尤其是脊柱结核）。

（3）脊椎、骶髂关节或髋关节矫形手术后的固定（如颅底凹陷成形术后）。

二、包扎技术

（一）包扎范围

包扎范围和病人位置应按照患病的部位而有所不同，例如病变在 T_9 以上，就须把头颈部固定在内，这样上起颈部、下达臀中缝上端的石膏床，称为头背石膏床。病变在 T_9 到 L_3 之间只需固定整个背部，这样上起肩峰、下达臀中缝上端的石膏床，称为背部石膏床。背部在 $L_4 \sim L_5$ 以下和骶髂关节时，须固定两下肢，这时由肩峰到两侧膝上部的石膏床，称为短人字石膏床。

（二）体位

一般脊柱疾患时，病人采取俯卧位进行包扎，为了保持呼吸通畅，可以在额部、胸腹部及下肢处垫起，但要注意脊柱应维持在正常的生理曲度上（图9-1）。如病人脊柱已有角度畸形，应尽量保持其已形成的畸形位置（但新鲜脊椎骨折而形成的畸形，

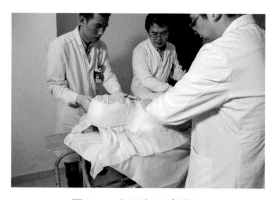

图9-1　躯干部石膏体位

应加以矫正），不可立即强行矫正，以免病变部受暴力而恶化；而慢性脊柱病变所引起的畸形，可采取每天在畸形部位的石膏床上增垫少许衬垫的方法而获得慢慢矫正。

（三）包扎方法

在包扎石膏前应再检查一下病人位置，尤其是检查脊柱有没有侧弯。当各项准备工作都妥当后，嘱咐病人不要再移动身体。用1块大纱布覆盖住病人整个背部，以免头发或汗毛黏在石膏上面（图9-2）。用15 cm宽的长石膏条，其长度视身长及部位而定，首先置于病人背部中央，再于中央旁两侧各放2～3条，每条重叠1/3，使整个背部都被石膏条覆盖，两侧要超过腋中线。然后取2条较前者略长的石膏条呈斜形交叉放置于背部，再用短条石膏横向排列1层，并使其和原有石膏密贴。如果部分不能密贴，可用石膏刀切开，再仔细抚摩。最后在石膏模型的外层用1～2卷石膏绷带作半环形来回覆盖，使表面光滑。待石膏硬化，把整个石膏模型掀离病人背部。按范围要求把石膏床边缘修削整齐，使病人的两肩活动不受妨碍。对带腿石膏床要能使病人卧床大小便，不沾污石膏床为宜。

如系带头部的颈背石膏床的前侧，则要注意第1条石膏条的放置。其他同后侧。

待石膏完全干固后，在石膏床的凹面铺上1层棉花，外面再用纱套覆盖，两端缝牢即可使用。

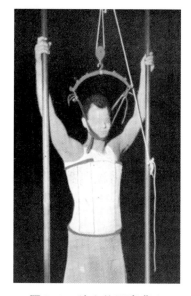

图9-2　站立位石膏背心

三、注意事项

（1）头背石膏床的耳部，应修削到耳后1 cm处，让两耳外露；面部应至眉弓处，下露双唇；两腋下应修去一掌宽的石膏，以便病人能贴胸腰放。

（2）供包扎用的石膏条带应有足够的湿度，以便良好地抚摩；助手也应经常洗手，避免先干结的石膏粒落在其中。

（3）经常注意病人因长期睡卧石膏床而引起的压疮。病人背部应时常扑些爽身粉和用酒精擦背。翻身时如有前后石膏床应用细绳上下固定；俯卧时注意保持呼吸道通畅，以免发生意外。

视频版请扫描
二维码观看

第二节　石膏背心

一、适应证

（1）胸腰段骨折、脱位。

（2）$T_9 \sim L_3$ 的慢性炎症。

（3）矫形手术后的固定。

一般情况恶劣的老年人；心、肺和肾功能障碍者；怀孕的妇女或年龄太小的儿童，都不宜使用石膏背心。

二、包扎技术

（一）包扎范围

前上端到胸骨上凹；前下端到耻骨联合下缘；后上端到肩胛骨下；后下端到臀中缝上缘；旁上端到距离腋窝一手掌宽处，旁下端到腹股沟上缘。

（二）体位

具体体位应依包扎时所采用的方法而定。

（1）站位　脊柱骨折经过良好复位并睡石膏床4～6周以后，就可按照需要使病人在站立下包一个石膏背心，以便病人依靠石膏背心的支持而起床行走和作功能运动治疗。包扎时，病人头部用一个格氏带垂直吊住。吊带两旁装一个横柄，让病人两手握住。当头顶滑车缓缓吊起，到病人正好用前足踏地为止。吊带千万不能吊得太高,以免发生危险,最好有一助手专门负责吊带,随时调整高度。这种站位包扎的优点,就是病人能利用吊带的横柄而着力,使腹部向前挺起,保持脊柱在过伸的位置。在这里要提到的是脊柱侧弯症时用石膏背心治疗的方法,亦是让病人站着包扎的,病人头部亦用吊带适当地吊着,令病人脊柱主要凹陷的一侧上肢高举,抓住由该侧前侧方高处悬下的1根吊带或盐水架,由于有了着力点,可使侧凹的脊柱向凹侧挺出,然后包一个石膏背心来固定矫正后的脊柱。也可在侧凹的一侧放置一个排球胎,等石膏背心干固后,把球胎逐渐打气来矫正脊柱的弯曲度。

(2)腹卧悬挂位 一般可用于椎弓完整,在骨折复位后用石膏背心固定后能起床行走的病人。具体操作步骤是:在骨折部局麻后,令病人腹卧于手术台上,用一枕垫放在踝关节前,两大腿和小腿用皮带固定于手术台上。用10 cm宽的长悬吊带在胸骨柄处沿胸围放置。吊带和身体间的前腋窝处以0.5 cm×15 cm×15 cm大小的棉垫,再将吊带和半圆形的铁环连接,用滑车将上胸部和腹部慢慢向后上方吊起,呈悬挂姿势,放下手术床前端的台面,使大腿中1/3部正沿手术台边缘。然后在病人前面放一个比手术台略高的小桌,使病人双臂搁置在桌上10～15 min后开始石膏包扎。

(3)俯卧两桌位 此法所需设备最简单,在野战时都能使用。同样在局麻后,让病人卧于低桌上,身体和会阴部在桌缘外,大小腿固定于桌上,上肢和头颈部放在比低桌高25～30 cm的高桌上,10～15 min后开始石膏包扎。

(4)仰卧悬挂位 在骨折部局麻后,病人仰卧,将小腿固定于手术台上。在骨折放置预先准备好的长棉垫与复位帆布带,将石膏床升高到顶点后即拉紧吊绳,再将石膏床缓缓地降至原位,以达到使胸腰段悬高20～25 cm之目的。此时病人头部紧贴床面,骨折部呈超伸展位,以利于胸腰段骨折的复位。10～15 min后骨折即可复位,可从X线照片或透视判定骨折复位情况。

(5)骨折床仰卧位 患部麻醉后,令病人仰卧于钢条之上,调节钢条松紧度,使钢条凸起,以支起脊柱到所需要的过伸位。病人两手抓紧钢条下的骨折床边缘,以保持身体平衡。待骨折整复后,即可开始包扎。

如包扎医师技术熟练,在骨折床上可不用钢条撑起,在石膏凝固点尚未到来时便将已包扎好的石膏背心放置于2个枕头上,使石膏凝固于超伸展位。

(三)棉垫放置

包扎任何体位的石膏背心,都必须先将棉纱套套在躯干部,将两肩部及会阴部缝合,以免滑动。备80 cm×15 cm×0.5 cm长的棉垫1条放置于腰部包括骶部;15 cm×15 cm×0.5 cm的2条粘贴于髂前上嵴部;15 cm×5 cm×0.5 cm的2条,用胶布固定于两肋弓缘;10 cm×80 cm×0.5 cm的1块固定在胸骨柄上。

（四）包扎方法

上述5种体位中以仰卧悬挂法较为复杂,下面以仰卧悬挂法为例加以介绍。

先用1～2卷15 cm宽的石膏绷带作全躯干的缠包,用以固定衬垫物。再连续用15 cm宽、较胸围或腹围略长的石膏条,由上至下对躯干部作环形包扎。再用15 cm宽的石膏绷带做成竖条,长度视躯干部位而定,由前至两侧再往后,需5～6卷。每1条覆盖上1条宽度1/2～1/3,石膏条两端于前胸或腹部重叠10～15 cm。再用加长之石膏条自胸骨柄处开始,绕过腰部,抵达耻骨联合处作S形包扎,两条石膏条在腰部呈交叉状,并于胸骨柄或耻骨联合处相互重叠,以增强其牢度。最后再用1～2卷石膏绷带作全躯干缠包、塑型。尤应注意在髂前上峰部塑型,以防病人起床行走时石

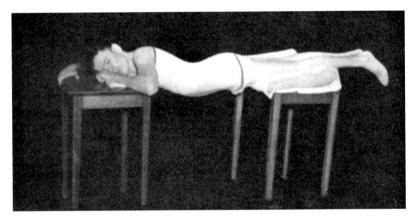

图9-3　俯卧位石膏背心

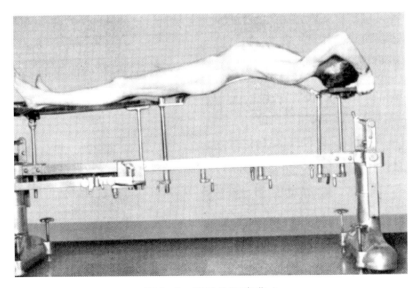

图9-4　仰卧位石膏背心

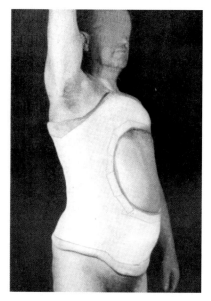

图9-5 石膏背心

膏背心向下滑动,待石膏硬化后于腰部垫上高低合适的枕头,将手术床再次升高,解除悬吊牵引勾环及两踝固定带,然后把床放低至原位。

等石膏硬化以后,就可抽出悬吊躯干的帆布吊带,先将其周围的多余石膏修削去一部分,使之有抽带的空隙,但不能过大,然后慢慢地抽出帆布带,剪去外露的棉垫,用石膏条封闭洞口,然后进行修削和开窗。

(五)修削和开窗的部位

(1)两侧腋下修削到石膏上缘离腋下一掌宽的距离,使两侧肩关节可向任何方向活动。

(2)两侧前下部修削到髋关节,使之可作90°的屈曲。

(3)两侧后下部修削到病人可以独立大便的程度,以到臀中缝上端为度。

(4)必要时在T_{12}至L_3棘突处开一长10 cm、宽2～3 cm的纵形小长方窗口,以免骨折部棘突发生压痛,因为石膏背心的着力点是在这一部位的。

(5)腹部开一个15 cm×18 cm大小的纵形椭圆形窗口,上缘到肋弓下,下缘到脐下2横指。开窗的位置可利用两侧的髂峰连线作标准,这连线正好通过脐部。

最后将上下两端之纱套翻至石膏表面,并用1～2卷石膏绷带固定,抚摸至光洁。

三、注意事项

(1)石膏背心固定脊柱的着力点,前方是胸骨上部和耻骨联合部,后方是腰椎棘突处,所以这三步须包扎得相当坚固并与身体密贴。

(2)包好后腰部加枕垫,平卧于木板床上,不能睡很高的枕头或抬高头部,以免折裂胸骨柄部石膏。

(3)耻骨联合部不要露在石膏外面,以免失去了前下方的固定支持点。同时,如耻骨部露在石膏外面而病人仍能弯腰,并且在弯腰时感到石膏边缘深深地压到耻骨上方的小腹部中去,会引起剧烈的疼痛和皮肤的摩擦性损伤。

(4)病人返回病室后,要在腹部放1个热水袋,反复检查,不能漏水。同时有条件的进行电热烘烤。

(5)石膏固定后前3 d要注意病人有无便秘和肠梗阻,必要时进行肛门排气。

（6）在站位包扎后，石膏未硬化前，医师如果要使病人脊柱更加前凸，可用膝部抵住石膏背心的后腰或畸形凸出的病变部，用力扳病人两肩向后，一直到石膏硬化为止。

视频版请扫描
二维码观看

（7）在石膏完全干固以前，不要让病人行走，以免腰部石膏折裂。椎弓同时有骨折的病人，在石膏固定后前6周内决不可起床，以免发生危险。

骨折病人在石膏干固以后，应按照病情的进展程度，作四肢肌肉和背部肌肉的活动练习，以防止肌肉萎缩，但是结核或其他慢性脊椎炎症的病人应禁忌做剧烈活动。

第三节　石膏腰围

一、适应证

（1）腰椎间盘突出症或其术后。

（2）腰部扭伤。

（3）腰肌劳损等腰部疾患。

禁忌证同石膏背心。

二、包扎技术

（一）包扎范围

前上端到乳头连线，前下端到耻骨联合下缘；后下端到臀中缝上缘；旁下端到腹股沟上缘。

（二）体位

病人如能站立则取站位，双脚分开与肩同宽，挺胸向前，目视前方，如身体虚弱可靠在一高凳上进行。

（三）包扎步骤

（1）套好棉纱套，取1块60 cm×15 cm×0.5 cm棉垫放置于腰棘突处，再取2块15 cm×15 cm×0.5 cm的棉垫用胶布固定于两髂前上嵴部（图9-6）。

（2）用15 cm宽的石膏条3条环形包扎胸腹部（图9-7），第1条有腰骶部向前重叠于耻骨联合，两端重叠10 cm，第2条由此而上，覆盖前1条宽度的2横指第1层包扎好后紧接第2层,第1条同样由后向前重叠于耻骨联合处,但第2、第3条则由前向后相交重叠于棘突部,助手随时注意抚摩。最后用1卷15 cm的石膏绷带作全躯干缠包、塑形,尤应注意在髂前上嵴部和腰骶部塑形,以防止病人起立时石膏背心向下滑动及维持正常的腰椎生理曲线(图9-8)。

(3)待石膏硬化后进行修削,并把纱套外翻于石膏型上,用1卷石膏绷带压边包绕,抹光即可(图9-9)。

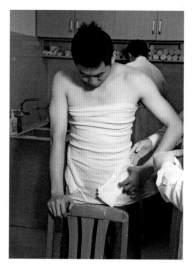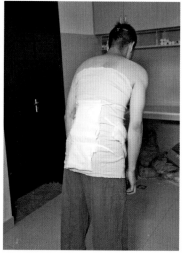

A   B

图9-6　棉垫放置腰棘突及两髂前上嵴部(A、B)

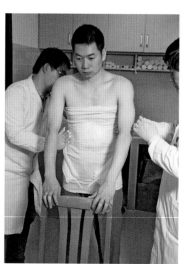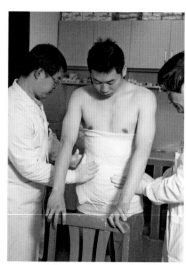

图9-7　石膏条3条环形包扎胸　　图9-8　石膏背心塑形
　　　　腹部

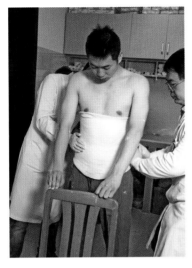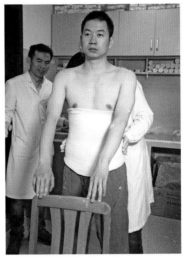

A   B

图9-9 石膏背心（A、B）

如病人行腰部植骨术后，不能站立，则取卧位，让病人仰卧在石膏床上，操作步骤同站位，只是最后塑形时，须用枕头将腰部垫起。

三、注意事项

一般注意事项及功能锻炼同石膏背心。

如病人腰粗体圆，石膏腰围易向下滑动，可在两乳下方各穿一洞系绳，交叉固定于背后，如同西服背带一样。

视频版请扫描
二维码观看

第四节 颌胸石膏（石膏围领）

一、适应证

常用于一般颈椎伤病或作为术后辅助治疗。

二、包扎技术

（一）包扎范围

前方自下唇下方至胸骨柄中部，后方自枕骨粗隆部至 T_4 棘突处，两侧上端至耳

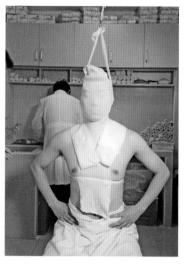

图9-10 颌胸石膏体位及准备

垂处,下端不影响肩关节活动即可。

（二）包扎方法

（1）病人取坐位,挺胸,两眼平视前方。先在病人头颈及胸部套上1段约60～80 cm长的中号棉纱套,并在纱套下端靠两侧肩部剪开约25 cm,将胸部与背部纱套片分别用胶布作暂时固定于皮肤上,再用1条宽为10 cm,长约90 cm的纱布绷带,在中间作1/2纵形剪开25 cm左右的长口,套于病人的下颌骨和枕骨下部,将绷带上端打结挂于通过小滑轮垂下的牵引钩上,重量为1～1.5 kg;两肩部各放1条10 cm×60 cm×0.5 cm的棉纸,并把它前后重叠于剑突部和两肩胛骨中间(图9-10)。

（2）操作步骤: ① 将1条10 cm宽的石膏绷带铺成120 cm长后剪成3段,其中约45 cm长有2段,各放两侧肩部,并于前后交叉重叠(图9-11);30 cm长的1段纵形放于枕骨粗隆部至两肩胛中间处(图9-12)。② 备10×120 cm石膏条,剪成2段,各为60 cm,1条的中点位于下唇部,绕过两侧颌下向颈后部作环形包扎,并重叠于颈后部的石膏条上(图9-13A);另一条偏下方包扎,重叠于肩颈部,此时喉部稍许放松,切勿过紧(图9-13B)。③ 取10×60 cm的石膏2条,折成燕尾状(人字形)分置于前、后侧,用以加固。④ 最后用1卷10 cm的石膏卷泡透后先来回折叠成3层60 cm长的石膏条,以下唇部为中心向枕骨粗隆包绕,顺手把剩余石膏包绕在颌、颈、前胸及肩背部(图9-14A)。⑤ 请助手双手扶持前胸及肩后部,术者做好塑形工作(图9-14B),待石膏硬化后即解除牵引带。

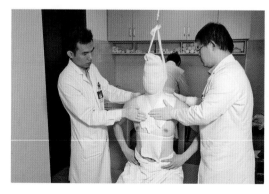

图9-11 两侧肩部放置石膏绷带

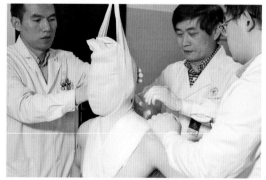

图9-12 枕骨粗隆至两肩胛中间处放置石膏绷带

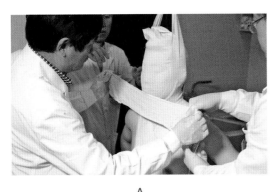 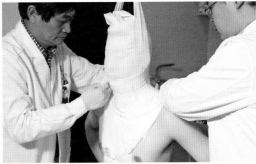

A   B

图9-13　颈部环形包扎石膏绷带（A、B）

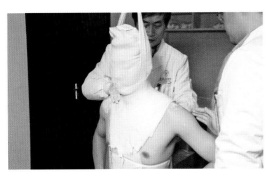 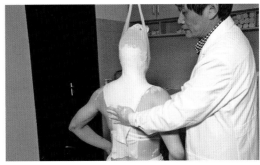

A   B

图9-14　颌胸石膏（A、B）

（三）修削

  两耳外露，后侧上端位于枕骨粗隆，下端修至T_4棘突处，呈椭圆形。前面上方露出下唇，下方达剑突处，并修成鸡心状。两侧肩部于锁骨外缘处修整，保证肩关节功能不受限制（图9-15）。

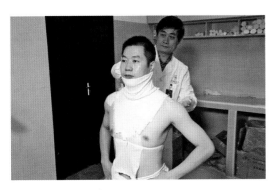 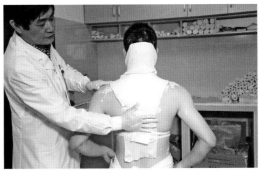

A   B

图9-15　修削颌胸石膏（A、B）

三、注意事项

（1）病人术前全部剃去头发和胡子。

（2）纱套的鼻翼处可开一小孔，以便病人呼吸。

（3）颈部直立牵引时，颈椎已在轻度过伸的位置了，所以一般情况下须保持颈部伸直，不可向前或向后倾斜。

（4）下颌和枕骨粗隆部必须固定在石膏内，否则颈部仍可作旋转活动。

视频版请扫描
二维码观看

第五节　头颈胸石膏

一、适应证

适用于上胸椎和颈椎的骨折及慢性炎症和矫形手术后的固定。

二、包扎技术

（一）包扎范围

自前额部达胸部肋弓缘处。

（二）体位与准备

病人体位基本同颌胸石膏；亦可根据病情需要选择相应体位。所用物品与颌胸石膏相似，唯纱套长于前者，且胸部须加一圈棉纸，将两肩部垂下的棉纸固定（图9-16）。

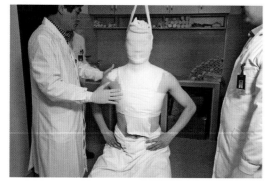
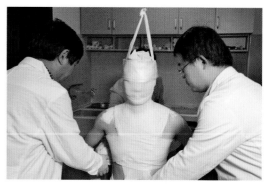

A　　　　　　　　　　　B

图9-16　头颈胸石膏体位及准备（A、B）

（三）包扎方法

（1）先用1卷15 cm宽的石膏绷带做成比胸围长约10 cm的条带，由背部向前重叠于胸骨柄上，令助手抚摩成型并扶持住。

（2）包扎一个领胸石膏，只不过须在颈胸连接处要加固以防折断（图9–17）。

（3）石膏稍硬化并被抚摩成型后，即可除去牵引，用1卷10 cm宽的石膏绷带折叠做成5 cm×120 cm的条带，剪成60的1段和30 cm的2段，2条短的分别贴敷于两侧颌面部（耳郭前方），其下端与颈部石膏相接，上部则与用另1条60 cm长的石膏条做成的头环相连，头环的两端则固定于枕骨粗隆部的石膏上，最后用1～2卷石膏绷带自上而下环绕包扎，抹光抚平即可。

（四）修削

按包扎范围进行修削，使脸部正中及两耳外露，两侧肩关节能自由活动，喉结部开一个2 cm×4 cm纵形小窗（图9–18）。

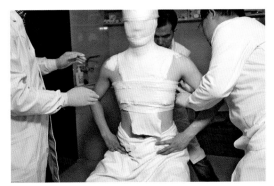

图9–17 包扎头颈胸石膏

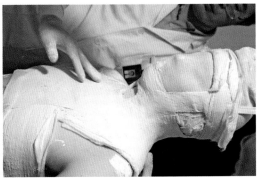

图9–18 头颈胸石膏

三、注意事项

（1）一般要求同领胸石膏包扎的注意事项。

（2）如头部包扎过紧影响进食，可在头环正中切开，衬垫棉纸后用胶布固定。

（3）单纯固定颈椎部病变时，胸部石膏也不要修削至乳头部，因为敏感的乳头露在石膏外面，会被石膏边缘磨痛，所以还是包在石膏里为好。

视频版请扫描
二维码观看

第十章
石膏固定后病人的护理

石膏固定是骨科最常用、最基本的治疗手段,因此,许多骨科病人都有机会接受石膏固定。对于石膏固定以后的病人,在护理上有许多值得注意的问题。如果护理不当,不但会影响疗效,而且会产生非常严重的并发症。

第一节 石膏的保护

一、石膏未干时的保护

石膏未干时,极易因受力不均或体位不当等原因,引起石膏变形甚至断裂,因此在石膏未干时应注意以下几点。

1. **石膏病人的搬动** 石膏包扎之后,病人应保持原来体位10～15 min,等硬化完全后再搬动。搬动病人时应有专人对石膏予以适当的支持,如抬动长腿髋人字石膏时,应同时托住病人的后腰部、髋部及膝部,如果仅托住小腿和腰部,则石膏可能在髋关节和膝关节处折断。躯干部石膏型不要用手去抱,可先用一枕头托住腰部,然后由两人捏住枕头的两端,抬起枕头,就可移动病人的身体部分。在把病人放到推车上去以前,要先在推车上放好适合于石膏型凹陷部形状的垫子或沙袋,以防石膏折断。

2. **石膏病人的位置** 在下肢包扎石膏型以后,应在踝后部和膝后部加以垫高,一般以平卧位时高于心脏水平位置10°～30°的标准为宜。垫高不仅能促进肢体的血液和淋巴回流,并且能保持石膏型于固定的位置。常见的错误是枕垫太软和远端肢体垫得不够高,由于石膏和肢体的重量,使得肢体远端下垂,反而影响了血液回流。膝以下石膏型包扎后,可把患肢放在勃郎架上抬高。外展飞机架石膏固定后,应将肘部垫高。髋人字石膏固定以后,踝部后面不要垫得太高,以免石膏型在髋部折断。

3. 石膏固定后禁压重物或用手捏 石膏表面不要压有其他重物,搬石膏时以手掌托住石膏,忌用手指捏石膏,以免石膏变形或凹陷,在石膏内面形成突起,使局部皮肤受压。

4. 石膏的干固措施 尽快促进石膏干固,石膏表面不宜用棉被盖住。夏天可将病人放置于通风良好的房间内,其他季节可用远红外线灯烘烤,以促进水分蒸发,加快石膏干固。用灯烤时,灯距石膏应保持在60 cm以上,温度适宜,以免石膏吸收过多热量,一时间难以散发而灼伤石膏内的皮肤组织。

二、石膏干固后的保护

1. 给予石膏适当的支撑与保护 石膏完全干固以后,变得比较坚硬,但脆性增加,一般石膏按石膏型的外形,凹陷部位用枕头和沙袋以适当支撑。石膏上面不要压重物,病人翻身、搬运及功能锻炼时,在受力部位应给予支撑与保护,不要扭曲成角,防止石膏断裂。

2. 注意保持石膏的外观清洁,防止大小便及引流液污染 对有伤口石膏开窗的病人,应及时换药,每次冲洗及换药前,对伤口周围石膏可用较多的敷料保护,防止引流液污染石膏或顺着石膏内壁流向位置较低处。换药后应及时抽除已污染的纱布,如果石膏被脓液浸透,必须及时更换。女病人髋人字石膏固定时,每次小便应注意保护臀部石膏,防止污染。如果不慎,沾染了污物,可用湿毛巾将石膏表面轻轻擦拭干净。

第二节 病情观察

一、患肢血液循环观察

四肢石膏固定的病人由于肢体的血管神经损伤引起充血水肿反应,石膏绷带包扎过紧等,极易引起患肢血液循环障碍,如发现和处理不及时,则可造成组织缺血坏死的严重后果。护士对于石膏固定的病人,尤其是伤后2~3 d及石膏固定后

24～48 h的病人，必须严密观察肢体血液循环情况，发现异常及时报告医生。观察指标包括肢端皮肤颜色、温度、远端动脉搏动、毛细血管充盈情况、肢体肿胀程度、指（趾）活动情况及病人有无疼痛、感觉麻木的主诉感觉等。

1. 皮肤颜色、温度　正常皮肤颜色红润，如果动脉供血受阻，患肢为贫血性缺血，肢端皮肤变为苍白；如果静脉回流受阻，患肢为瘀血性缺血，肢端皮肤呈青紫色。血液循环障碍时，肢端皮肤温度较健侧低，甚至冰冷。应注意与石膏固定后的肢体保暖不够引起的皮肤温度下降区别，结合其他指标一起分析。

2. 患肢肿胀　静脉回流障碍时多表现为患肢严重肿胀，注意与健侧肢体比较，肿胀严重时，皮肤正常纹理消失、皮肤发亮。

3. 动脉搏动　如果石膏内或组织内压力增大，阻断较大动脉的血液供应，肢端出现动脉搏动减弱或消失，常常提示组织缺血程度严重。石膏固定后24 h内，护士应经常观察肢端动脉搏动情况，并注意动态观察和比较。

4. 毛细血管充盈情况　以压迫甲床后血液回流的速度作为参考。

5. 疼痛　骨折复位后一般疼痛明显缓解，如果疼痛持续存在，并且程度剧烈，一般措施难以缓解，则应提高警惕，疼痛常常是血液循环障碍的最早期的表现之一。

6. 感觉异常　神经组织对缺血反应最敏感，感觉纤维最早出现异常改变，表现为肢端麻木、感觉迟钝或消失。

7. 活动障碍　肌肉组织缺血后表现为手指或足趾肌力减弱、活动受限。如严重缺血时手指（足趾）呈屈曲状态，被动活动时可引起剧烈疼痛。

以上指标均应综合判断，强调动态观察。如果出现患肢苍白或青紫，并伴有明显肢体肿胀或剧痛，则应立即剖开石膏，抬高患肢，解除压迫，以改善血液循环状态。

二、石膏包扎的局部观察

1. 石膏内出血　手术后及有创口的病人，石膏包扎后，血液可渗透到石膏表面，可以根据石膏表面血迹的大小以及颜色来判断伤口出血的情况（图10-1）。有时候，出血可沿石膏内壁向位置较低处流，应注意查看这些部位有无出血。如果石膏表面出现黄色斑点，则有可能是血清渗出引起的，如果没有其他症状，可以不作进一步处理。

2. 压痛　多因石膏绷带包扎压力不均匀，石膏内面凹凸不平或关节塑形不好所致。以上原因造成石膏内壁对肢体某一固定部压迫，轻者压痛，重者则可引起压迫性溃疡，造成组织坏死。下肢石膏常见的部位是足跟、外踝、小腿肚、股骨外髁等部位；上肢常见于尺骨小头、手掌的尺侧和肱骨内上髁部，如果病人主诉这些部位持续压痛，更换体位后不能缓解，则需在局部开窗，解除压迫。

三、全身情况观察

对于躯干部位石膏背心或髋人字石膏固定的病人,还应注意观察面色、呼吸、血压、脉搏的变化,如果病人有腹痛、呕吐时,应及时给予对症处理。

第三节　石膏固定的病人的护理

一、一般护理

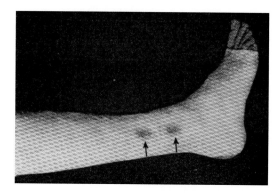

图10-1　伤口出血

（1）石膏固定前的肢体或躯干应清洗干净,如果有伤口应做好换药。

（2）在寒冷的环境中要注意病人的保暖,防止受凉感冒;气候炎热时,应做好防暑降温工作,尤其是躯体大型石膏,往往因散热不好病人易发生中暑。

（3）注意协助病人翻身、活动,满足其基本生活需要;维持病人于正确舒适的体位,保证固定效果。

（4）长期应用石膏固定的病人,注意皮肤护理,拆除石膏后局部皮肤表面有一层坏死的上皮组织,应用温热的湿毛巾热敷后擦拭,不可强行撕剥。

二、功能锻炼及活动

医生和护士应该鼓励并指导病人进行功能锻炼及活动,最大限度地恢复患肢的功能。

（1）石膏未干时即可指导病人作石膏内肌肉的舒缩活动,每日2～3次,每次50下;石膏干固后,可指导病人作下肢直腿抬高,肩关节三步操等,要求固定的关节要切实固定,未固定的关节必须适当活动,以防肌萎缩及骨质疏松。有条件时,应鼓励病人下床活动,并教病人掌握拐杖等辅助器具的应用。病人初次下床活动时,应注意保护病人,防止意外损伤。

（2）拆除石膏后,可每日按摩肌肉2～4次,并加强功能锻炼,由被动活动向主动活动过渡,必要时可配合物理治疗,以最大限度地恢复肢体及关节功能。

三、并发症的预防及护理

对于长期卧床的病人,还必须注意预防压疮、坠积性肺炎及泌尿系感染等并发症的发生。

1. 压疮　① 每日检查病人皮肤状况,尤其是易受压部位及石膏边缘部位,石膏边缘应修理整齐、光滑,避免卡压和摩擦肢体;② 保持床单清洁、整齐,定时协助病人翻身,避免对皮肤的不良刺激及长期受压。

2. 坠积性肺炎　① 鼓励病人床上活动及深呼吸,定时翻身、叩背;② 注意保暖,积极预防上呼吸道感染。

3. 泌尿系感染　鼓励病人床上活动,多饮水。对留置导尿管的病人,应注意无菌操作,做好会阴部护理,定时更换尿袋,尽早拔除尿管,减少逆行感染的机会。

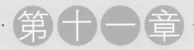

石膏固定后的康复与功能锻炼

近年来，创伤后的康复治疗日益受到外科医师的重视。创伤后通过采取有效的康复治疗措施对提高临床治疗效果、改善和恢复或重建病人的功能障碍有重要的意义。因此，正确掌握创伤后的康复治疗原则及方法，针对不同的病人进行个体化康复指导是创伤康复治疗的关键。

第一节　康复治疗在创伤骨折愈合中的作用

运动系统的损伤常引起运动器官的功能障碍，有时导致严重的残疾。骨、关节及软组织损伤是常见病、多发病，尤其以四肢骨折及脊柱骨折多见，骨折往往又伴有软组织损伤，如肌肉、肌腱、韧带、关节囊、神经、血管等损伤。骨、关节及软组织损伤后未得到应有的处理，或早期处理方法的不正确，不仅影响组织的修复，而且后期将发生损伤关节的不稳定、关节周围及关节内粘连、肌肉和肌腱挛缩、骨折畸形愈合或不愈合、创伤性关节炎和骨化性肌炎等后遗症。

骨、关节损伤治疗的目的，一是保证及促进骨折良好的愈合，二是保持或恢复运动功能。为了保证良好及迅速的愈合，必须作良好的复位及持续而可靠的固定，包括内固定及外固定。整复、固定、功能锻炼是骨、关节损伤治疗的基本原则。固定必然引起机体各组织的失用性变化，包括肌肉萎缩、关节挛缩和瘢痕粘连形成，可导致机体功能障碍；局部血液循环障碍及缺乏应有的应力刺激，不仅使骨痂形成迟缓，而且可引起骨质疏松，进而导致机体功能障碍。因此，骨折固定既有利又有弊。整复与固定为骨折、关节脱位后的愈合创造了条件，是功能锻炼的基础，功能锻炼可加速创伤的愈合过程、促进功能的恢复。软组织损伤后，在不影响愈合的前提下，亦应尽早进行功能锻炼。因此，创伤后经过积极的外科处理（如骨折的固定等）之后，应进行康复治疗。

康复治疗是骨、关节及软组织创伤病人功能恢复或重建的主要措施，其中功能锻炼是主要的康复治疗手段。在康复治疗前、中、后，均应进行有关功能评定，如肌力测定、关节活动范围测定等，以便为制订、修改康复治疗计划或为评价康复治疗效果提供可靠的客观依据。

在康复医学中，功能障碍分三类，即残损，也称功能不全（impairment）、残疾（disability）和残障（handicap）。功能不全是功能障碍的第一阶级，可以经过各种治疗获得治愈，如正确、有效的手术治疗方法，配合药物、物理疗法及运动治疗等。残疾是功能障碍的第二阶段，一般不可逆，需要通过医学工程的方法，如假肢、辅助设备、轮椅等配合运动训练，使之恢复功能。残障是功能障碍的第三阶段，此时残存的功能已经发挥，但仍不能适应生活及社会的需要。因此，只有通过设法改变环境，创造适应残疾人便利的生活环境和工作条件，使有功能障碍者能过上正常的或接近正常的生活。在以上三个阶段中，康复医学的手段或方法是恢复功能或功能重建不可缺少的基本环节。康复医学的目的，就是使有功能障碍的病人在身体、心理、社会等各个方面达到最大限度的恢复或重建。

康复治疗在骨折治疗中有以下几方面作用：① 早期、恰当的康复治疗，保持动、静结合，可促进局部血液、淋巴液循环，维持组织的正常代谢，有利损伤组织的修复；② 一定形式的肌肉收缩活动，可保持肌肉的正常收缩力、张力及相互间的协调，防止废用性肌肉萎缩，促进损伤关节、肌肉等组织的功能恢复，减少或消除关节挛缩、组织粘连等；③ 维持损伤关节及损伤邻近关节的适宜运动，如关节术后早期的持续性被动运动（continuous passive motion，CPM），有利于恢复关节的活动功能。动物实验表明，术后早期的CPM训练还有利于提高关节软骨损伤的修复能力及修复质量；④ 局部或全身运动，可增强全身组织、器官的功能，防治坠积性肺炎、压迫性溃疡、静脉血栓、尿路结石等并发症。

第二节 创伤康复治疗的原则及目的

一、创伤康复治疗的原则

运动系统损伤的康复治疗主要在于保持和恢复基本的运动能力,包括肌肉力量及关节活动的范围。创伤康复治疗是一个综合的医疗过程,所采取的康复措施既要有助于受损伤组织的修复,又须使受损伤或减弱的功能得到恢复和增强。因此,创伤后的康复治疗必须遵循以下原则:

(1)须以准确、有效的外科治疗为前提,确保受损伤组织得到修复,如保持骨折的对位、对线及有效的固定(如内固定或外固定)等。康复治疗应贯穿在创伤治疗的过程中。

(2)一切康复治疗措施,如运动治疗、物理治疗等均以恢复原有功能为目标。

(3)在疾病恢复的不同阶段,应有侧重地采取综合的康复治疗手段。

(4)在创伤康复治疗中,也须遵循经常坚持、循序渐进、个别对待及密切观察的运动治疗原则,才能确保运动治疗的有效性,防止运动再损伤。

二、创伤康复治疗的时机及目的

创伤是外界刺激作用于人体组织或器官,引起该组织或器官的解剖形态和生理功能的改变。无论是骨折,还是影响运动系统稳定性的软组织创伤,如肌肉、肌腱、韧带等创伤。在创伤组织的愈合过程中,按照损伤后病理生理改变,完整的康复治疗过程分为四个阶段循序渐进地进行。

1. 起始康复治疗阶段(initial rehabilitation stage) 即创伤炎症期,发生在骨折后1～2周。临床表现为局部疼痛、肿胀、骨折断端不稳定。康复治疗旨在减轻局部炎症反应及消除临床症状,促进创伤组织的修复,防止肌肉萎缩及关节粘连。创伤或手术后的患部可用冰袋加压包扎、抬高患肢以减少组织炎症反应及患部肿胀。非类固醇类抗炎药物,如双氯芬酸钠(扶他林)或布洛芬等,有利于减轻疼痛及炎症反应。固定肢体静力性肌肉收缩能有效地防止废用肌肉萎缩的发生。关节损伤或术后早期CPM锻炼对恢复关节的正常活动、促进关节软骨的修复有重要作用。

2. 中间康复治疗阶段(intermediate rehabilitation stage) 即骨痂形成期,发生在骨折后3～4周。临床表现为局部疼痛逐渐消失,肿胀消退,软组织损伤已基本恢复,骨折断端已开始纤维连接,骨痂已开始生长。这一阶段康复治疗目的是不增加疼痛及继发性损伤,促进骨痂形成和逐渐恢复部分运动功能,如增大关节运动范围及发展肌力。增加肌力的方法包括延长等长收缩时间、增加力度和相关肌肉的抗阻训练。恢复关节正常活动,开始从单关节被动活动到主动运动,逐步到多关节的运动。运动锻炼中如出现疼痛及肿胀,除应作相应的对症处理外,尚应适当降低训练强度。

3. 增进康复训练阶段(advanced rehabilitation stage) 即骨痂塑形期,发生在骨折后5～7周。临床表现为骨折断端已稳定,局部软组织损伤已恢复正常,除极个别骨折延迟愈合者外,外固定已去除,原制动固定关节僵硬,活动范围明显减少。此阶段的康复治疗目的是获得正常的关节活动范围(range of motion, ROM),获得较大的肌力和耐力。增强肌力的方法与前两个阶段相似,条件许可时可借助运动器材协助进行训练。

4. 恢复正常活动的康复训练阶段(return activity stage) 即骨折的临床愈合期,发生在骨折后7～10周。临床上骨折已达到临床愈合标准。这一阶段的康复目的是针对病人的功能减弱或障碍程度选择一项或综合的康复训练方法,必要时需要通过矫正方法,如手法或外科手术的方法,以改善运动功能。

第三节 创伤康复训练的方法

创伤后的康复治疗,除主要应用各种运动疗法之外,及时、适当地应用物理疗法可减轻肿胀与疼痛,改善血液循环,促进创伤愈合,减轻粘连,软化瘢痕,防止与减轻肌肉萎缩。适当进行作业治疗,可进一步改善病人的生活自理及工作能力。

运动疗法是依靠使用(运动)器具,或不使用器具的运动,治疗疾病或外伤的一种治疗方法。运动疗法的本质是使病人进行局部或全身的运动以达到缓解症状和改善功能的目的。全身运动疗法是以恢复全身的体力为目的的,全身体力的恢复是间接的结果,与局部损伤的恢复有关。局部运动疗法其目的又不外乎是:① 增强肌力;② 增强耐力;③ 改善或维持关节正常活动度;④ 改善运动的协调能力。

运动疗法的主要措施或训练方法有:

一、保持正确姿势及体位

在创伤的早期应抬高患肢,有利于血液及淋巴液的回流,促进消肿;将关节尽可能固定于功能位,未固定的关节亦应经常放置于功能位,有利于防止关节挛缩畸形发生。

二、被动运动与主动运动训练法

根据引起运动时的力的来源,大致可分为被动与主动运动。

(一)被动运动训练

所谓被动运动是指依靠治疗师、治疗器具或病人本身的健肢带动患部进行的活动。被动运动使关节在其活动范围内运动,同时牵伸相应的肌肉、肌腱、韧带、关节囊等软组织,因而维持与恢复了关节的正常活动范围,保持肌肉的静态长度;另一方面,被动运动对关节、肌肉内的牵伸反射器是一种有效的刺激,增强本体感觉也有利于运动功能的恢复。因此,被动运动训练适用于肌肉功能低下不能做主动收缩,或疼痛使病人不敢做主动肌肉收缩时进行的运动训练;被动运动也常用于牵伸挛缩粘连的关节,改善关节活动度,使挛缩的瘢痕放松。被动运动常从单关节开始,逐步过渡到多关节活动。动作须平稳缓和,用力大小到引起轻度的酸胀或疼痛但尚可忍受时为止,不可用暴力,以免引起运动性再损伤。具体注意点可参考CPM训练法。

(二)主动运动训练

主动运动亦称自由运动(free movement),是指病人主动收缩肌肉来完成的运动。主动运动训练是增强肌力的主要方法。当病人具有一定的肌肉收缩功能,如无特殊的运动禁忌时,即应鼓励病人进行主动运动训练。

根据主动运动时病人主动用力的程度,又将主动运动分为以下三种:

1. 助力主动运动 在肌力较弱、不能完成主动运动时,在外力的辅助下,通过病人主动收缩肌肉来完成的运动或动作。即完成运动的力一部分来自病人的主动肌肉收缩;另一部分来自外力辅助。相当于从被动运动向主动运动过渡。助力可由治疗师或病人的健肢提供,常常利用器械、引力或水的浮力帮助完成动作。运动训练中应尽量减少助力,以利于恢复病人的自主肌力。

2. 自主主动运动 是指完全不依靠辅助力量,也无外加阻力负荷时完成的运动。

3. 抗阻主动运动 要求肌肉克服外加的阻力进行的运动,是发展肌力的有效方法。抗阻练习是增强3级以上肌力恢复的唯一方法,应用极广。阻力常用重物或器械提供,如使用橡皮筋或沙袋、哑铃、臂拉力器,也可由人力施加,其优点是可随意调节阻力大小。

三、等长、等张收缩与等速收缩训练法

(一)运动肌的生理特性

肌肉收缩时通过骨与关节的生理杠杆作用,产生关节运动。肌纤维按收缩速度的不同分为慢肌纤维(也称Ⅰ型肌纤维)、快肌纤维(也称Ⅱ型肌纤维)两类。后者又可分Ⅱ$_a$和Ⅱ$_b$两种。慢肌纤维对刺激产生缓慢的收缩反应,而快肌纤维则有快速收缩反应。慢肌纤维内有其丰富的线粒体和血液供应,但厌氧潜能很低,故又称"红纤维",它能承受较长时间连续运动,有较强的抗疲劳能力。快肌纤维内的线粒体和血液供应较慢肌纤维少,故又称"白纤维",它们的厌氧潜能较高,但抗疲劳的能力较差。快肌纤维大部分为单一运动神经支配,在短时间内产生巨大的张力。

肌肉在收缩做功时,主要有等长与等张收缩两种形式。

1. 等长收缩(isometric contraction) 亦称静态肌肉收缩(static contraction),即肌肉收缩时,肌纤维长度保持不变,不产生关节运动,但肌张力明显增高的一种肌肉收缩方式。这种收缩方式主要在于维持机体的正常姿势。

2. 等张收缩(isotonic contraction) 亦称动态肌肉收缩,是指肌肉收缩时,肌纤维长度改变,产生关节活动,但肌张力基本不变。这是肢体活动中肌肉收缩的主要形式。根据肌肉在收缩中肌纤维起止点之间距离变化,又分为等张缩短(isotonic shortening)或称向心收缩,即肌肉收缩时肌肉起止点之间的距离缩短;及等张延伸(isotonic lengthening)或称离心收缩,即肌肉收缩时其起止点之间的距离逐渐加大。前者是维持正常活动的主要方式,而后者主要控制肢体的自由落下速度或维持姿势。

(二)等长、等张收缩运动训练与等速运动训练

研究表明,制动后首先引起慢肌纤维的萎缩。因此,在康复训练中原则上应先进行慢肌纤维的康复训练,然后再进行快肌纤维的训练,这可能与慢肌纤维容易反映正常本体感觉的消失有关。前者要求肌肉长时间的收缩,而后者则要求肌肉在短时期内承受较大的力。肌肉等张、等长运动形式都是肌力增强训练的基本运动。一般认为,训练增强最大肌力时用等长运动较好。对增强肌肉的持久力则应用等张运动为佳。

1. 等长收缩运动训练 等长收缩运动训练是采用肌肉的等长收缩进行的。训练时应用全力或接近全力使肌肉产生等长收缩,持续3～10 s,一般持续不超过6 s。一次持续收缩时间并非越长越好,用比最大肌力稍弱的力量收缩肌肉时,可适当延长收缩时间或增加收缩次数。例如关节被石膏管型或夹板固定,或关节有创伤、炎症和

肿胀等情况,对固定部位的肌肉应进行静态收缩,待固定解除后应进行逐渐增加阻力的静态肌肉收缩训练,以缓解和减轻肌肉废用性萎缩。等长肌肉收缩的阻力负荷以 1 RM〔肌肉等长收缩坚持 5 s 所加的最大负荷量称为 1 RM(1 repetition maximum,1 RM)为基准作等长运动,每日 1 次,每周测定 1 次 1 RM,并作为下周训练的基数。

2. 等张收缩运动训练 逐渐增加阻力负荷的等张收缩运动训练是发展肌力的有效方法,用最大肌力 1/2 以上的阻力训练时即能达到增强肌力作用,2/3 以上的阻力效果最好。用 1/2 以下的阻力时,如增加运动次数,发展肌肉的持久力。具体方法见肌力增强训练。

3. 等速运动训练 等速运动训练(isokinetic exercise)是应用特定的运动设备(如 Cybex 等速测试训练仪),预先设定运动速度,在运动过程中保持运动速度恒定的肌肉主动收缩形式。运动过程中产生的阻力与肌力呈正比,即肌肉收缩力越大,阻力越大;收缩力下降,阻力也减小。这样既能使肌肉始终保持最高张力状态,又保护了运动关节不受损伤,从而提高运动肌的作用效率,使其在短时间内较快增强了肌力。

等速训练兼有等长和等张训练的特点。当设定较慢的等速运动速度时(如 3 r/min),其运动特性接近于等长练习;当增加运动速度时(如 15 r/min),其运动特性接近等张练习。从训练效应来看,等张练习只能训练 I 型肌纤维,等长练习也只能训练 I 和 II$_b$ 两型肌纤维,而等速运动训练却能同时训练 I、II$_a$ 和 II$_b$ 三种纤维,因而可全面地锻炼肌肉。还可应用等速运动原理进行运动肌肉运动功能评价,如肌肉的肌力、耐力及肌力发展的速度等,为康复过程中的监测及康复治疗后的疗效评价提供了客观、有效的评定指标。

四、增强肌肉力量的训练

肌力是指肌肉收缩时所产生的最大力量。肌力的大小基本上取决于三种因素:① 肌肉的横切面积;② 参与收缩的运动单位的多少;③ 参与收缩的运动单位的同步性。肌力单位之一为千克(kg)。临床上常用手法检查及 6 级(0～5 级)分级法进行肌力评定。

(一)肌力增强训练的原则

(1)阻力原则 增强肌力训练时必须给运动肌肉增加一定的阻力,阻力可来自肌肉本身的重量,也可来自外加的阻力,实际应用时常用外加阻力。若在无阻力状态中进行训练则达不到增强肌力的目的。

(2)过度负荷原则 在训练中,必须使肌肉的运动负荷超过日常活动,否则不能改善肌力。

（3）多次重复训练原则　为达到增强肌力的目的，一次运动训练是不能达到的，训练的次数宜多不宜少。

（4）疲劳但不能过度疲劳的训练原则　每次训练应进行到出现疲劳感为止，训练中途没有休息直接进入疲劳则更有效。疲劳的表现常为运动速度减慢，运动幅度下降，运动明显不协调，或主诉疲乏劳累。出现这些表现即应停止训练。过度疲劳对虚弱肌是有害的。如在下次训练中，肌力不增加反而减退，往往意味着前次训练过度疲劳。

（二）增强肌力的训练方法

1. 等张训练法

最著名、有效的增强肌力的等张训练是德洛姆（Delorme）于1945年提出的渐进抗阻训练法（progressive resistance exercise, PRE）。其原理是基于大负荷、少重复次数的练习有利于发展肌力，小负荷、多重复次数有利于发展耐力。运动生理研究结果表明，小负荷开始训练起到运动的"热身"过程，反之，一开始即应用最大量易引起运动损伤。其设计的具体训练方法，先测定需训练肌或肌群通过规定运动范围重复完成10次运动的最大负荷量，即10 RM（10 repetition maximum, 10 RM）。取该量为其后抗阻训练的基数，分3组进行。第1组取10 RM的1/2量，以10～15次/min的速度重复10次锻炼；第2组，取10 RM的3/4量，以同样速度重复10次锻炼；第3组用10 RM的全量，重复10次锻炼。每组练习中间休息1 min，每日只进行1次锻炼。每周复查10 RM 1次，并作为下周练习的基数。

2. 等长训练法

Delorme渐进抗阻训练法在增强肌力方面固然有许多优点，但也受到一定的训练设备、较多时间等因素的限制，而且对损伤后早期或已行石膏固定的肢体不能用此方法进行训练。按等长收缩原理进行的简单等长收缩训练不仅所需设备少，费时亦少，是一种有效防止肌萎缩、增强肌力的早期康复训练手段，如下肢被石膏固定于伸直位时，患侧股四头肌作等长收缩，每次持续5～10 s，每日如此反复进行数次，能有效预防股四头肌萎缩，发展肌力。希丁格（Hettinger）等认为，等长抗阻训练（isometric resistance exercise, IRE）是增强肌力的最迅速的方法。临床上常用的有如下几种。

（1）短暂等长最大收缩练习（brief maximal exercise）：是一种等张与等长练习联合应用的肌力训练法，即在最大负荷下以等张收缩完成关节运动，并在完成等张运动时接着作维持5 s的最大负重量的等长收缩，每日只进行1次抗阻练习，以后每日增加0.5 kg。

（2）短暂重复等长最大收缩练习（brief isometric exercise）：是一种利用抗阻等长收缩来增强肌力的训练方法。与前者不同的是，每日进行最大抗阻等长训练6～20次，每次持续5～6 s，每次间隔至少20 s，每日训练1回。

（3）等速训练法（isokinetic exercise）：是依靠等速运动仪进行的一种主动抗阻训练方法，认为是发展肌力与耐力最有效的方法。训练需要昂贵的仪器和病人有Ⅳ级或以上的肌力。

（三）增强肌力训练的注意事项

（1）增强肌力训练应考虑到各种因素，如训练是维持原有肌力还是增强肌力、肌力恢复的程度、损伤的程度、有无关节活动受限及是否存在关节不能活动的问题（如肌肉、肌腱手术后、骨折后石膏固定等），增强肌力的方法是协助的方法还是采用抗阻力训练法等。

（2）增强肌力训练不应受到训练场所、训练设备的限制，如在病房、走廊都可以持拐杖或坐在轮椅上进行训练。

（3）应根据肌肉的生理功能选择训练方法，如躯干及下肢肌肉的主要功能是长时间保持肌肉的紧张与维持机体的姿势，可用等长运动来强化肌张力；而上肢，特别是手指肌的功能是以灵活性为主，则应进行等张运动训练为主。

（4）抗阻力训练是增强肌力最有效的方法，其要点是加减阻力是否得当。

（5）掌握好运动量是较快发展肌力和防止运动损伤的关键，其原则是运动训练后的第2天不感到疲劳和疼痛，应避免出现过度疲劳。

（6）应选择适宜的运动训练的体位及姿势，对主要作用肌的起始端应充分固定好。在肌力恢复训练期间不应出现肌肉的代偿功能。

（7）训练前应向病人说明锻炼的目的及方法，以便病人配合训练；对病人获得的每一点进步都应鼓励。

五、增强关节活动范围的练习（ROM练习）

人体在运动方面的活动能力与关节、肌肉、韧带的灵活性和柔软性有密切的关系。每日多次的全范围的正常活动，维持了关节和软组织的运动功能。无论关节本身的损伤或疾病，还是关节外损伤都可发生关节活动度的受限，如损伤后的关节固定（制动）、疼痛、运动性麻痹等。一般认为，正常关节在固定的情况下超过4周就可发生相当程度的挛缩，而受伤的关节只要固定2周就可发生完全的挛缩。因此，应在不使损伤加重和不引起不能耐受的疼痛的条件下，尽早进行恢复关节活动范围的训练。

（一）维持关节活动度的主、被动训练

维持关节活动度的主、被动训练主要目的在于预防关节活动受限。对于因伤病而暂不能活动的关节，或因制动、固定后有活动受限的关节，应尽早在不引起病情加重和不引起难以耐受疼痛的情况下进行被动的、范围尽可能接近正常最大限度的活动；被动运动速度要十分缓慢、轻柔；每日进行2次被动运动活动，每次活动3遍；当病情缓解后应由被动改为辅助主动运动和主动运动训练。

（二）改善关节ROM的练习

练习的主要目的在于改善已发生的关节活动度受限、恢复关节正常的运动能力。其方法包括利用治疗师的手法矫正，如关节松动技术（joint mobilization）；利用器具的机械矫正，如牵引技术、利用水的浮力的水中活动；利用病人自身体重、肢体位置和强制运动的活动度矫正训练等在内，通称伸展法（stretching exercise）。这一方法除与前述的维持关节活动度的主、被动训练具有相同的效果外，还具有可以剥离较新的粘连、可伸长短缩和挛缩的肌肉、筋膜、肌腱和韧带，增加活动性的作用。

（三）持续性被动运动练习

自Salter在20世纪70年代提出关节持续被动运动（continuous passive movement, CPM）的概念以来，CPM已成为关节外科康复中一个重要手段。通过关节持续被动运动至少可达到以下目的。

（1）术后早期开始的CPM可以减弱或抑制痛觉信号的传入而缓解术后的疼痛，或在无痛状态下达到训练目的。

（2）CPM通过模拟正常的关节活动环境，对滑膜、关节软骨是一种有效刺激，增加了关节软骨的营养和代谢，从而促进了关节软骨的修复和向正常的透明软骨的转化。

（3）避免因制动等因素引起的关节软骨退变及组织粘连。

（4）CPM有利于关节功能的恢复及预防肌肉等组织的萎缩。

持续被动运动是借助于CPM装置进行持续被动活动训练，对关节软骨成形术、半月板部分切除术和盘状软骨成形术、关节松解术等手术后，CPM训练应列为常规康复训练项目，术后24 h内就可以进行，每次持续活动2～3 h，每日1～2次，速度一般为20次/s或每周期45 s，运动范围从小到大，视病人耐受情况每日增加10°左右，被动运动范围应接近正常关节的最大活动范围，CPM训练后应有妥善固定措施。骨折、肌腱及韧带损伤所涉及的关节，早期（1～2周）可进行运动范围较小的被动活动，但应有充分的保护措施，活动时修复的肌腱、韧带应无张力、骨折断端稳定、无移

位,活动后还应充分固定。3～4周后可进行较大范围的关节被动活动,但还是应注意肌腱、韧带修复时所许可的最大抗张力活动范围。

(四)本体感神经肌肉易化技术

本体感神经肌肉易化技术(proprioceptive neuromuscular facilitation, PNF)过去主要用于治疗瘫痪,近年来有报道采用该方法治疗骨关节疾病及软组织损伤,以增强肌力和恢复关节的活动范围。应用的主要手技是通过关节牵伸、推挤来刺激关节感受器或使原动肌反复收缩及相互拮抗的肌肉的等张收缩,即先使拮抗肌作最大阻力的等张收缩,然后主动肌作不抗阻力的等张收缩,如此反复多次。

(五)CPM训练的注意事项

因伸展法都是利用一定强度的力,实施时需要慎重,过小的力起不到治疗作用,相反过大的力将引起新的损伤。因此,操作中应注意:① 所施加的力应持续、稳定而柔和,切忌暴力;② 用力大小应取决于损伤类型,如损伤部位有炎症、水肿、软组织的撕裂损伤或肌肉、肌腱、韧带修复术后早期等都应特别注意,适当减少用力;③ 病人应采取舒适的松弛体位,慎重考虑固定支持点和受力点,以免再次发生骨折、组织损伤;④ 可适当利用治疗师的身体支撑和制动患部,避免出现过伸情况;⑤ 各种伸展动作均不要超过病人对疼痛的耐受范围;⑥ 事先进行局部热疗,既可减轻疼痛,又可减少被动伸展力;⑦ 处置后应适当应用胶布或弹力绷带固定维持一段时间,以保持疗效。

六、耐力训练

耐力是指持续(超过15～30 min)进行某一活动的能力。作为一种运动形式,耐力等于力、距离、重复次数的乘积。中等强度的耐力训练(endurance training),即运动强度为最大耗氧量的40%～70%,机体的能量代谢主要以有氧代谢的形式进行,因此,耐力训练又称有氧训练(aerobic training)。有氧代谢能力是反映呼吸系统摄氧、循环系统运输氧及参与能量代谢的酶系统的活性的能力。因此,有氧训练实质上是一种增强呼吸、循环、代谢功能的锻炼方法。

常用的耐力训练方式包括健身跑或定量步行,也可以采用其他周期性运动方式,如游泳、骑自行车等活动或原地跑、爬楼梯等活动作为锻炼方式。跑步或步行有利于锻炼心、肺功能。骑自行车练习可在快速转速下进行,对发展肌力,尤其是耐力特别有用。水下运动练习时,一方面可借助水的浮力为助力来发展肌力及增加关节的活动范围;另一方面,可借助浮力来放松肌肉,既利于减轻疼痛,还有助于交替锻炼原动肌及拮抗肌。适当控制好运动量还有利于发展肌肉耐力。

七、改善运动协调性的练习

在完成某一运动时,是由原动肌或称主动肌、拮抗肌、协同肌及稳定肌共同参与的一个复杂的力学过程。由于运动系统的伤病或其他原因使某一肌的力量下降或使运动肌的力量呈不协调发展,尤其是原动肌与拮抗肌力量的失调,将引起运动不协调、不稳定。通过改善对主动运动的控制能力,或对单一或多块肌肉进行运动控制训练,适当增强已减弱的肌肉力量,将有利于恢复动作的协调性,改善运动的失衡状态。协调训练已广泛用于深部感觉障碍、小脑性、前庭迷路性和大脑性运动失调,以及一系列因不随意运动所致的协调运动障碍。

协调训练的基础是利用残存部分的感觉系统以及利用视觉、听觉和触觉来管理运动,其本质在于集中注意力,进行反复正确的练习。协调训练的方法应适合病人现有的功能水平。训练应从个别原动肌或肌群的控制训练开始,逐步发展到多组肌群的协调训练。协调动作的发展是一个较长的过程,其收效是渐进的。

八、物理治疗

物理治疗在创伤康复中应用较多,下面是几种常用的物理疗法在创伤康复中的应用:

(1)各种热疗可改善局部血液循环,促进消炎、消肿及组织修复;

(2)直流电及低中频电流刺激神经、肌肉,可以作为主动运动的补充或替代方法,用于防治肌肉萎缩;

(3)经皮神经电刺激(transcutaneous electrical nerve stimulation, TENS)被越来越多地用于治疗各种疼痛,并获得较好的疗效;

(4)直流电离子导入、音频电流、超声及各种热疗等有软化瘢痕,松解粘连作用。热还有增强纤维组织的可塑性的作用,配合关节功能训练能明显提高疗效;

(5)电刺激、电磁场及静电薄膜等疗法,可加速骨痂生长,促进骨折愈合;但当肢体内有金属内固定物或其他金属异物时,高频电疗应视为禁忌。

九、全身综合治疗

持续卧床有引起全身性并发症的危险,尤其是老年病人,严重时甚至可以致命。因此,对下肢或脊椎骨折病人需较长时期卧床时,必须注意防范。为此,康复医师应与临床骨科医师密切配合,制定切实可行的恢复活动的日程,尽可能早期起床,早期负重,必要时使用轮椅、倾斜床过渡,借助辅助设施,如步行器、双拐等作患侧下肢不负重、部分负重的站立行走。对必须卧床的病人应切实加强预防各种并发症的措施,并进行床上保健操的练习。

第四节 骨与关节损伤及软组织损伤的康复治疗

一、四肢骨折后的康复治疗

在四肢骨折后的康复治疗的实际应用中,可分两个阶段进行:骨折未愈合、固定未解除时为第一阶段;骨折愈合、固定解除后为第二阶段。

(一)第一阶段(石膏固定期)

骨折经复位、有效固定或牵引3 d左右,创伤反应开始消退,肿胀、疼痛减轻,即可开始康复治疗,其方法有:

(1)未固定关节的各个轴位上的被动或主动运动,逐渐增加运动量,必要时可给以助力辅助;

(2)患肢肌肉等长收缩训练,每日至少3遍;

(3)累及关节面骨折,在固定10～15 d,每日取下固定物作关节CPM和关节不负重的主动运动,训练后继续固定;

(4)保持健肢的正常活动。对上肢骨折病人应尽早下床活动。下肢骨折病人,若情况许可,也应在不负重情况下尽早离床;

(5)在骨折部位、管形石膏固定者可开窗或在固定两端适当应用物理治疗,如高频透热或低频磁场促进骨折愈合;局部热疗改善循环、消肿止痛;低中频电刺激固定两端的肌肉防止肌肉萎缩;音频或超声治疗减少瘢痕粘连等。物理治疗每日1～2次,每次20～30 min。

(二)第二阶段(无外固定期)

在骨折已基本愈合,固定物去除后进行。此阶段康复治疗的目的是最大限度地恢复关节活动范围和肌力,并在此基础上恢复日常活动能力与工作能力。康复治疗的基本方法有:

(1)对刚去除外固定的关节进行被动与助力运动。每一动作应重复多遍,每日练习数次,随着关节活动范围的增加而逐渐减少助力;

(2)对受累的关节进行各方向的主动运动,以牵伸挛缩、粘连的组织;对组织挛缩、粘连严重而用主动运动难以奏效者,可使用被动运动或伸展手法。被动动作应平稳、缓和,不可使用暴力,不能引起明显的疼痛;

（3）对比较僵硬的关节应适当应用关节功能牵引，即将受累关节的近端适当固定，在其远端按需要的方向用适当的重量进行牵引，每次牵引时间为 15 ～ 20 min，每日可进行数次。重量的大小以引起可耐受的酸痛感觉、不引起肌肉痉挛为宜。如在牵引前或同时局部应用热疗效果更好；

（4）在运动训练或牵引的间隙，可适当应用夹板、石膏托或弹性支架固定患肢，以减少组织的弹性回缩；

（5）增强肌力训练，恢复肌力。当肌力为 0 ～ 1 级时，可采用被动运动、助力运动、水疗及水中运动、按摩、低频电刺激等；肌力为 2 ～ 3 级时应以主动运动，助力运动时应尽量减少助力程度；肌力为 4 级或以上，应进行抗阻训练以获最大的肌力恢复。常用渐进抗阻训练法，条件许可时采用等速运动训练；

（6）在此阶段也应适当综合应用物理治疗法，重点解决骨折的后遗症，如各种传导热疗法、高频透热疗法、超声治疗、离子导入疗法及局部水疗等；

（7）根据骨折后引起功能障碍的程度适当应用恢复日常生活活动能力及工作能力方面的作业训练。

二、单纯脊柱骨折的康复治疗

脊柱骨折的康复治疗，根据骨折类型的不同以及有无脊髓损伤而不同。

单纯脊柱骨折后，由于创伤及固定的影响，常出现脊柱周围肌肉废用性萎缩，使脊柱的稳定性进一步下降。康复治疗的目的是恢复脊柱的稳定性，最大限度地恢复脊柱功能。

单纯脊柱骨折以 T_{12} ～ L_2 最为多见，且几乎为屈曲型损伤，这类病人的康复治疗常分两期进行。

（一）愈合期

对无须石膏固定的病人的康复治疗方法：

（1）伤后应仰卧硬板床上，并在骨折部位垫约 10 cm，使脊柱处于过伸位；

（2）3 ～ 5 d 开始卧位运动训练，包括仰卧位挺胸、全桥运动及下肢直腿抬高等活动。练习中应避免脊柱前曲及旋转，也应不引起明显疼痛；

（3）伤后 3 ～ 4 周可增加翻身练习及俯卧位的背肌练习；

（4）伤后 2 ～ 3 月，指导病人俯卧位下床进行一些简单活动，但仍避免脊柱的前曲动作。需要石膏固定病人的康复治疗方法：① 伤后病人处于过度伸位石膏背心固定，待石膏干固后即可进行卧位下的背肌等长收缩练习；② 1 ～ 2 周后，当局部无疼痛时即可下床活动。

（二）恢复期

骨折已愈合，石膏背心亦已拆除。此期康复的目的是进一步改善或恢复脊柱的柔韧性与稳定性，恢复脊柱的活动范围，防止慢性腰背部疼痛。康复训练应增加脊柱的活动范围及腰背肌的功能的练习，同时还应增加腹肌的练习。功能锻炼前，进行局部物理治疗将有利于减轻疼痛、防止肌痉挛，增强锻炼效果。

陈旧性脊柱骨折伴有腰背部慢性疼痛者，可选用物理治疗，并配合恢复脊柱活动范围及增强腰背肌功能的练习。

三、软组织损伤的康复治疗

软组织损伤是指骨及软骨以外的组织损伤，其种类很多。康复医学中常见的四肢及躯干的软组织损伤，包括皮肤、皮下组织、肌肉和肌腱、韧带等的损伤，但除外神经、血管及内脏的合并伤。康复治疗的目的是消肿、止痛、消炎、预防及控制感染、促进组织愈合，减少组织粘连与瘢痕、促进功能恢复。

（一）早期康复治疗

对无须石膏等外固定的单纯软组织损伤的治疗方法：

（1）局部制动、固定，并抬高患部。

（2）伤后24 h内，局部用冰袋或冰水浸泡。

（3）伤后24 h以后，可视局部情况，选用适当的物理治疗方法。如局部水肿明显者应用温热疗法，每日1～2次，每次20～30 min；或应用高频电治疗，每日1～2次，每次20～30 min有预防或消除局部感染，促进吸收的作用；或每日1～2次的局部中频电刺有较好的止痛、消肿作用。

（4）急性期过后应开始运动训练，先从肌肉等长收缩练习或被动等张练习，逐渐过渡到主动辅助运动及抗阻运动。

（5）当下肢软组织损伤已充分修复足以使病人站立时，就应该在自黏绷带或弹性绷带固定的情况下练习行走。

对需要固定的肌肉、肌腱或韧带损伤的治疗。

（1）固定部位的肌肉作等长收缩练习。

（2）非固定关节的主动运动练习。

（3）在固定部位的两端，必要时行石膏开窗进行各种物理治疗法。

（二）后期康复治疗

此期软组织损伤已修复，固定已去除。康复治疗以增强肌力、改善关节活动范围的运动治疗为主，并辅以物理治疗（超声疗法、音频电疗法、碘离子导入疗法等）。具体方法可参考上述有关部分。

附录 1

骨折愈合标准

一、临床愈合标准

（1）局部无压痛。

（2）局部无纵向叩击痛。

（3）局部无异常活动（自动的或被动的）。

（4）X线片显示骨折线模糊，有连续性骨痂通过骨折线。

（5）外固定解除后，肢体能承受以下要求者：① 上肢：向前平伸持重1 kg达1 min者；② 下肢：不扶拐在平地上连续行走3 min，并不少于30步者。

（6）连续观察2周，骨折不变形者。

二、骨性愈合标准

（1）具备临床愈合条件；

（2）X线片显示骨痂通过骨折线，骨折线消失或接近消失。

附录 ② 骨折愈合的疗效评定

各部位骨折疗效评定标准

一、掌骨骨折

（一）第一掌骨骨折

优：骨折解剖或近乎解剖复位，拇指功能正常，主诉无不适。

良：1～2掌骨间夹角虎口较健侧差10°以内，拇指功能基本正常，劳累后有不适感。

可：1～2掌骨夹角虎口较健侧差20°以内，有轻痛。

差：1～2掌骨夹用虎口较健侧差20°以上，握力差，明显疼痛，需手术矫正者。

（二）其他掌骨骨折

优：骨折解剖或近乎解剖复位，其掌指关节伸屈正常者，主诉无不适。

良：骨折遗有轻度畸形，或无畸形而掌指关节伸正常，屈曲在60°以上，劳累后有不适。

可：骨折遗有中度畸形或无畸形而掌指关节伸正常，屈曲在30°～60°，伴有疼痛者。

差：骨折遗有严重畸形而掌握指关节于伸直位僵直，或骨折不愈合，均需手术治疗，主诉疼痛，握力小。

（三）指骨骨折

优：骨折解剖或近乎解剖复位，患指伸展正常，屈曲时其指尖距远侧掌横纹在

1 cm 以内，主诉无不适。若为拇指则其指间关节伸展正常，屈曲时主动活动范围在 80% 以上者。

良：骨折遗有轻度畸形或无畸形而患指伸展正常，屈曲时其指尖距远侧掌横纹在 1 ～ 3 cm，劳累后不适。若为拇指其指间关节伸展正常，屈曲时主动范围在 70% ～ 80%。

可：骨折遗有中度畸形或无畸形，而患指伸展轻度受限，屈曲时其指尖距远侧掌横纹在 3 ～ 4 cm 以内有疼痛者，若为拇指则指间关节伸展正常屈曲时，主动活动范围在 60% ～ 70% 者。

差：骨折遗有严重畸形或无畸形但患指伸展正常，屈曲时其指尖距远侧掌横纹在 4 cm 以上，或指间关节僵直，骨折不愈合而需手术治疗者。若为拇指则指间关节伸展正常，屈曲时主动活动范围在 60% 以下者，均有疼痛。

二、桡骨下端骨折（伸直型）

优：局部无症状、无畸形、患侧腕掌屈、背伸及前臂旋转不受限或受限范围各在 15° 以内，能参加正常工作，X 线检查骨折解剖或近乎解剖位。

良：局部偶有疼痛，畸形不明显，患侧腕掌屈、伸背及前臂旋转受限各在 15° ～ 30°，能参加正常工作，X 线检查桡骨下端关节面掌倾 5° ～ 9°，尺倾 16° ～ 20° 者。

可：局部轻度疼痛劳累后加剧，轻度畸形，患侧腕不能适应大强度活动，运动受限明显，患侧腕背伸、掌曲及前臂旋转各差 31° ～ 45°，只能参加一般工作，X 线检查桡骨下端关节面掌倾 0 ～ 5°，尺倾 10° ～ 15° 者。

差：局部疼痛明显呈持续性，从事正常劳动有困难，其他指标低于"尚可"者。

三、前臂尺骨骨干双骨折

优：前臂旋转受限在 15° 以内，解剖或近乎解剖复位。

良：前臂旋转受限在 15° ～ 30°，骨折面接触 1/2 以上，力线正常。

可：前臂旋转受限在 30° ～ 45°，骨折面接触 1/3 ～ 1/2，力线好。

差：前臂旋转受限超过 45°，复位不能达到上述要求者。

四、肱骨髁上骨折

优：肘关节伸屈较健侧减少 10° 以内，骨折解剖复位或骨折远断端向桡侧移位占骨折面 1/5 以内，断端桡侧嵌插，尺侧分离，肱骨下端前倾角减少在 10° 以内者。

良：肘关节伸屈受限 1° ～ 20°，携带角减少 5° ～ 15°，X 线检查骨折断端尺侧略有嵌插,前倾角减少在20°以内者。

可:肘关节伸屈受限21°～30°,携带角减少16°～20°,不需特殊治疗,X线检查骨折断端尺侧嵌插,桡侧分离,前倾角减少在20°以上者。

差:肘关节伸屈受限在30°以上,携带角减少20°以上,X线检查骨折远断端向尺后方移位者。

五、肱骨髁间骨折

优:肘关节伸屈活动比健侧少30°以内,前臂旋转活动比健侧少15°以内,骨折解剖或近乎解剖复位,关节面平滑者。

良:肘关节伸屈活动比健侧少30°～45°,前臂旋转活动较健侧少19°～30°,X线检查骨折块有1/2以上接触面,力线正常或有50°以内肘内翻,远端二骨折对位良好,关节面平滑者。

可:肘关节伸屈比健侧少46°～60°,前臂旋转活动较健侧少31°～45°,X线检查远近端骨折块对位接近1/3～1/2骨折面,有10°以内成角,或5°～10°内成角,远端二骨折块对位尚好,但关节面有1～2 mm错位者。

差:不能达到上述要求者。

六、肱骨干骨折

优:局部不痛,患侧肩肘关节活动正常,X线检查肱骨干内外成角0～5°者。

良:局部不痛或偶有轻痛,患侧肩关节外展、前屈、上举差20°以内,肘关节伸屈曲位差10°以内,X线检查肱骨干内外成角10°以内者。

可:偶有酸痛,劳累后加剧,患侧肩关节外展、前屈、上举差21°～40°,肘关节伸屈差11°～20°,X线片显示成角在11°～20°者。

差:持续疼痛,其他指标不能达到上述要求者。

七、肱骨外科颈骨折

优:局部不痛,患肩活动基本正常或后伸正常,仅前屈、外展、上举与内外旋转差15°以内,X线片显示解剖对位或近乎解剖对位者。

良:局部轻痛,患肩活动差16°～30°,X线片显示对位差1/3者。

可:局部轻痛,劳累后加剧,患肩活动差31°～45°,X线片上对位差1/3～1/2者。

差:局部持续疼痛,其他指标不能达到上述要求者。

八、股骨颈骨折

优：走路如伤前，无跛行及疼痛，伸髋正常，屈髋超过90°以上，骨折愈合，股骨头无坏死。

良：走路如伤前或需用手杖，轻度跛行，休息时不痛或负重时轻度不适，屈髋60°～90°。外展内收旋转活动为健侧的51%～75%，骨折愈合，股骨头无坏死。

可：大部分时间需用拐或手杖，休息时轻痛，走路时有中等度疼痛（尚不需用止痛药）跛行明显，屈髋45°～60°，外展内收旋转活动为健侧的25%～50%，骨折愈合，股骨头无坏死。

差：患肢不能负重，休息或负重时严重疼痛，骨折不愈合，股骨头坏死，其他指标不能达到上述要求者。

九、股骨粗隆间骨折

优：走路如伤前，无跛行及疼痛，骨折愈合，无髋内翻畸形。

良：能走长路，有轻度跛行，负重时患肢有轻度不适或疼痛，骨折愈合，有10°以内髋内翻畸形，患肢有1 cm以内缩短。

可：走路跛行严重，只能走短路，走路时有中度疼痛，骨折愈合，有11°～25°髋内翻畸形，患肢缩短1～2 cm。

差：患肢不能负重，骨折愈合，有25°以上髋内翻畸形，患肢缩短在2 cm以上，或骨折不愈合。

十、股骨干骨折

优：患肢短缩0.5 cm以内，髋、膝关节伸屈各差15°以内，X线检查解剖复位或近解剖复位。成角在15°以内者。

良：患肢短缩0.6～1 cm，髋、膝关节伸屈各差15°～30°，不妨碍生活及工作，X线检查骨折重叠1 cm以内，成角在16°～20°者。

可：患肢短缩1～2 cm，髋、膝关节伸屈各差31°～45°，X线检查骨折重叠1～2 cm，成角在21°～25°者。

差：未能达到上述要求者。

十一、髌骨骨折

优：膝关节伸屈正常，或伸正常，屈差15°以内，步行如伤前，姿态正常，无症状，双腿或单腿都能蹲下起立,能上下台阶,股四头肌无明显萎缩或轻度萎缩,能胜任原工作者。

良:膝关节伸正常,屈差16°～30°,不能走长路,上下台阶及步行时稍有酸痛,蹲下稍有困难,股四头肌有萎缩,仍能坚持原工作者。

可:膝关节自动伸直差5°～10°,屈曲正常,蹲下起立稍有困难,或伸直正常,屈差31°～45°,蹲下有明显困难,股四头肌明显萎缩。步行时患膝易疲乏,不能快步,有滑倒感,上下台阶需依靠扶手者。

差:不能达到上述要求者。

十二、胫腓骨骨折

优:患肢等长,成角 < 5°,膝关节伸屈活动差15°以内,踝关节跖屈背伸各差1°～5°以内,X线片显示解剖复位或成角 < 5°者。

良:患肢缩短 < 1 cm,成角 < 10°,膝关节伸屈各差16°～30°,踝关节跖屈背伸各差6°～10°,X线片显示侧移位 < 骨折面1/4,重叠 < 1 cm,成角 < 10°。

可:患肢缩短1～2 cm,成角15°以内,膝关节活动差31°～45°,踝关节跖屈背伸差11°～15°,X线片显示侧移位 < 骨折面1/2,成角 > 15°,重叠 < 2 cm者。

差:不能达到上述要求者。

十三、踝部骨折

良:病人平日无任何不适或气候变化及劳累后轻微疼痛,踝部外观正常,背伸跖屈各差5°以内,上下台阶都无困难,能胜任原工作者,复位达到:① 内外踝无侧移位;② 内踝向前,外踝向后移位在2 mm以内者;③ 后踝向后上移位在2 mm以内者。

可:平日有轻微疼痛,劳累后加重,踝关节稍大,踝背伸跖屈各差6°～10°,上台阶或下台阶有困难,仍能坚持原工作,复位达到:① 内踝或外踝侧移位在2 mm以内;② 内踝向前,外踝向后移位在2～5 mm;③ 后踝向后上移位在2～5 mm。

差:经常疼痛,改变为轻工作,关节有畸形,踝背伸跖屈各差11°以上,上下台阶都有困难,不能达到上述复位要求者。

十四、跖骨骨折

优:能走路5 km以上,踝关节功能正常,能胜任工作,X线片显示骨折愈合,患足纵弓比健侧差0～5°以内,前足宽度比健侧差0～0.5 cm。

良:能行走3～5 km路,踝关节功能正常,能胜任或坚持原工作,X线片显示骨折愈合,患足纵弓比健侧差6°～10°,前足宽度比健侧差0.5～1 cm者。

可:能走路1.5～2.5 km,踝关节功能正常,不能坚持原工作,X线片显示骨折愈合,患足纵弓比健侧差10°以上,前足宽度比健侧差1～2 cm者。

差:不能达到上述要求者。

注:① 足纵弓计算:取两足正侧位X线片,由跟骨结节到跟骰关节面的中点连一线向上延长,再由第1跖骨头中点顺纵轴向上划延长线,二线交角即为纵弓角度;② 前足宽度:第1、第5跖骨头中点连线宽度即为前足宽度。

十五、胸腰椎骨折脱位

(一)无脊髓损伤者

良:脊柱无后凸畸形,腰部活动良好,无明显症状,能胜任原工作,X线检查原压缩的椎体已复原或相当于正常高度4/5以上,椎体排列正常,椎板骨折已愈合,脱位已整复。

可:轻度后凸畸形,腰部活动基本正常或仅在前屈时发生,劳累时腰背疼,尚能坚持轻工作,X线检查压缩之椎体复位2/3以上,椎板骨折已愈合,前后脱位已整复。

差:明显后凸畸形,腰部活动严重受限,因腰痛不能劳动,X线检查椎体仍有1/3以上压缩及脱位者。

(二)合并脊髓不完全损伤者

良:麻痹平面已消失,感觉运动恢复,大小便能控制,生活自理或已参加劳动,X线检查压缩椎体已复原,或相当于正常高度4/5以上,椎体排列正常,脱位已整复,椎板骨折已愈合。

可:麻痹平面基本消失,或仅残留部分脊髓不全损伤症状(如尿急、鞍区麻木,踝背伸无力等)。X线检查椎体已复原,或相当于正常椎体2/3以上,椎板骨折已愈合,前后脱位已复位。

差:截瘫平面无明显恢复,大小便不能自理,下肢不能自主活动,X线检查不能达到上述要求者。

注:凡复位差,而功能良好者,建议按功能定级,但应下降一段。

附录③

石膏的历史

目前所知，最早提出用石膏来治疗骨伤的记载，是在公元970年，由波斯医生阿布·曼苏尔·穆瓦法克（Abu Mansur Muwaffak）提出的。公元10世纪时的阿拉伯人，已经发现无水硫酸钙与水结合后，会生成坚硬的硫酸钙晶体的奇妙现象，这一发现启迪了他们的医学思维。他们的做法，直到1798年才为世人所知。英国驻巴士拉领事威廉·伊顿（William Eton）记录下了那一带的阿拉伯大夫是如何用一种白色的"泥浆"来治疗骨折的。他写道："为了治疗一名从炮车上跌落的骨折病人，阿拉伯医生将断肢放在盒状的模具内，然后灌入液态的石膏浆，石膏很快凝固了，紧贴肢体的外形，他们用这个方法为断肢制作上下2片石膏，然后绑住患肢……有的时候，他们还会在石膏上面开窗，以便露出带有伤口和碎骨块的地方。石膏这种东西既坚固，又可以很方便地用小刀切开……"

这些信息传到欧洲后，1814年德国哥廷根大学的彼得·亨德里克斯（Pieter Hendriks）教授率先将石膏用于骨科治疗，2年后关于这一新疗法的文章发表。普鲁士医生冯·胡本特（Von Huebenthal）、法国医生马尔盖涅（Malgaigne）等人对当时欧洲的石膏疗法进行了详细的阐述，当时的欧洲医生已经不仅将石膏应用于腿部骨折，还用到了上肢。他们在伤肢的皮肤表面涂上油膏，将纸板围在伤肢的周围，首尾两端用毛巾堵住，然后往纸板内注入石膏浆（分前后两半注入），这样就获得了前后2片石膏板，修整边缘后将其对合，伤肢固定就完成了。这种方法从拿破仑战争时代之后，就一直沿用于各国。总的来说，19世纪上半叶的欧洲，在骨科石膏的使用上并没有跳出阿拉伯世界800多年来的模式，石膏浇灌是唯一可用的形式。

　　革命性的变革发生在19世纪50年代,由当时沙俄帝国最伟大的医生尼古拉·伊万诺维奇·皮洛戈夫(Nikolai Ivanovitch Pirogov,1810—1881)完成。皮洛戈夫医生曾在艺术工作室里参观过美术家们用浸涂石膏的布卷来修补雕刻作品,看到了石膏绷带的快速硬化过程。受此启发,他开始尝试用大小不等的布片,浸泡湿石膏后裹在病人肢体上,石膏布片与皮肤之间用棉垫分隔,个别面积较大的石膏布片再用木棍加固。与皮洛戈夫医生几乎同一时间想到石膏绷带法,但更加接近现代石膏形态的是荷兰军医马蒂尔森(Antonius Mathijsen Mathysen)。他在军中服役数十年,历经多场战争,于1852年发表了关于石膏绷带固定法的著作,针对骨折伤员的外固定,他提出了绷带固定的六原则:① 方便易行;② 快速硬化;③ 便于伤口显露;④ 可以塑型;⑤ 防水耐腐蚀;⑥ 轻便廉价。马蒂尔森医生的做法是:将多块亚麻或棉布片层叠拼接(用别针),每层布片之间铺上细密的石膏粉,将这种绷带浸水后铺在骨折的肢体上,拉展布片,使之帖服在肢体的表面。这种绷带可以根据需要进行开窗,或者延展加长,为此他还发明了专用的石膏剪。从那以后,马蒂尔森与皮洛戈夫医生的石膏绷带技术得到了欧洲各国医学界的缓慢接受,直到1876年,马蒂尔森医生受邀参加美国费城举行的世界博览会,并表演了石膏固定技术,从此名闻天下。随着19世纪70年代新型石膏固定技术的普及,近代以来的骨折战伤救治历史发生了巨大改观,这种影响是深远的,在当时法国大文豪左拉的小说《崩溃》(*La Debâcle*)中就形象描述过落后的骨折救治给当时人们带来的苦难。

　　在皮洛戈夫、马蒂尔森这2位医学巨匠之后,将石膏技术带入化境的是法国骨科大师让−弗朗索瓦·卡洛特(Jean-Francois Calot,1861—1944)。他的名字在脊柱外科史上更加出名,以矫治Pott病的技术发明者名垂青史。卡洛特医生在19世纪末的行医生涯中,也时常使用石膏绷带治疗患者,但总觉得有些烦琐。他试着将一卷长绷带浸入石膏浆里,迅速展开绷带卷,使之充分浸涂石膏,然后再迅速卷拢。然后用这种湿石膏卷来包裹肢体。这种绷带的石膏密度要显著高于旧式石膏,固定强度更好,但是使用方法还是不方便。1890年,卡洛特终于琢磨出一种手工制备石膏绷带的方法:他首先制作好一卷10 m长的绷带,然后先摊开1～2 m,手抓一把生石膏粉,均匀涂抹在绷带表面,多余的石膏粉任其溢出,如此卷起的绷带上,每个纤维孔中都已附着了足够的石膏颗粒。使用的时候,将石膏卷浸没于水中1～2 min,然后抄起两端捞起,向中心挤出多余水分,就可以使用了。1900年卡洛特医生发表文献,详尽地介绍他的石膏卷手工制备法以及使用要领。卡洛特石膏卷,基本已具备现代石膏的特征。他的手工制备方法,直到现在还有人在应用。我国改革开放前,以及初期,许多医院都是用这种手工方法来自制石膏绷带的。

卡洛特石膏绷带技术在20世纪的历次战争，以及民用医学救治中得到广泛普及，石膏卷的制作也逐渐从手工发展到机器生产乃至大规模工业化作业。第二次世界大战期间，美军建立了大规模的石膏绷带生产工厂，向战地供应大量密封包装的石膏绷带成品，战后石膏绷带的生产效率进一步提升，20世纪90年代以后，作为"世界工厂"的中国成为全球石膏绷带产品主要生产中心，大量乡镇企业用现代化的高速生产设备，向世界提供数以亿万计的石膏绷带产品。然而，它们的技术原则，依然立足于100多年卡洛特石膏的基础之上。

20世纪对于骨科石膏而言，主要体现各种应用技术上的革新和发展，石膏绷带材料已经基本成形，各国医生用石膏创造出了各种堪比艺术品的治疗杰作，例如下肢步行石膏、石膏与固定针相结合的外固定技术、Samiento外固定石膏、石膏—外支架技术等。精美绝伦的石膏技术，让骨科医师如艺术家一般，鹤立于外科医学之林，用价廉、高效的方法治愈各种骨折和伤病。

葛　亮

2018 年 1 月

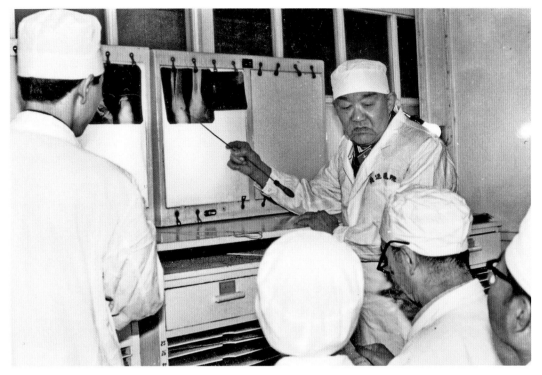

屠老在读片中

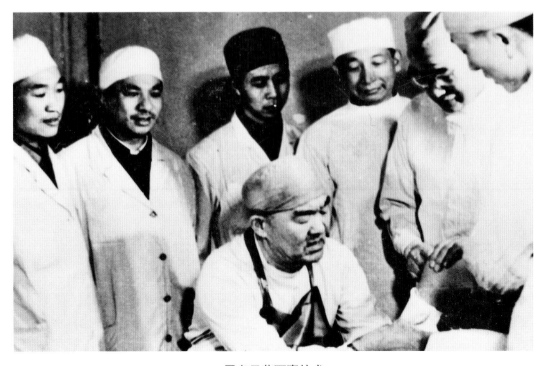

屠老示范石膏技术

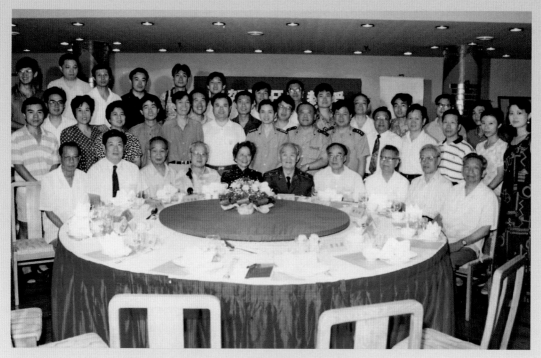

屠老八十华诞合影

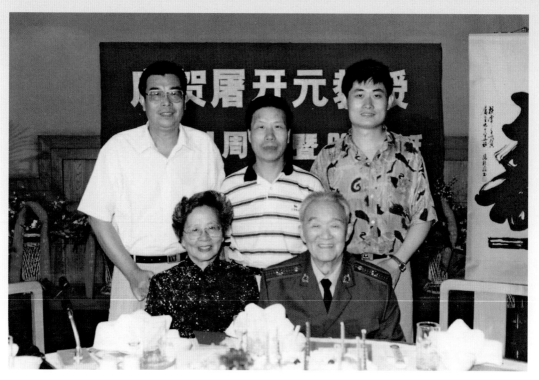

石膏室李成永（中后）、贾志勤（左后）和丰健民祝贺屠老八十华诞

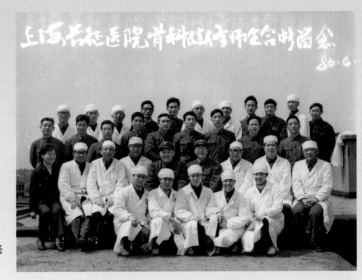

1983年上海长征医院骨科进修
师生合影

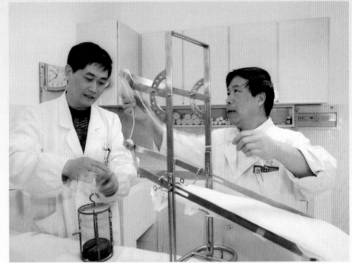

李成永老师与本书作者丰健民

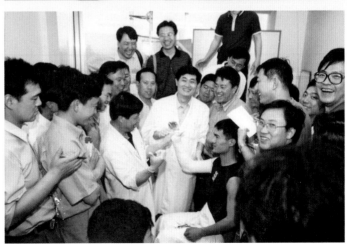

1998年全国首届骨科石膏技术
讲习班

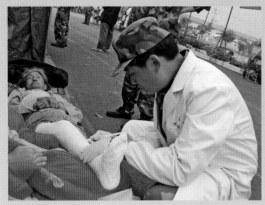
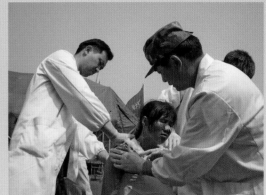
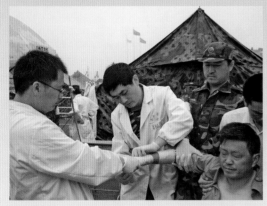

2008年汶川地震长征医院骨科部分人员第一时间前往现场抢救伤员

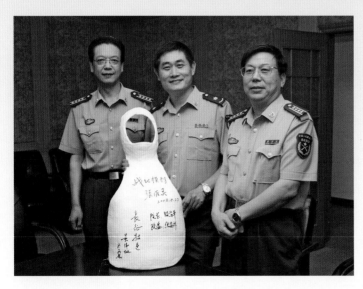

长征医院殷学平院长、张安祥政委和本书作者丰健民送石膏手术床去北京军事博物馆前合影留念